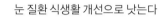

눈 질환 식생활 개선으로 낫는다

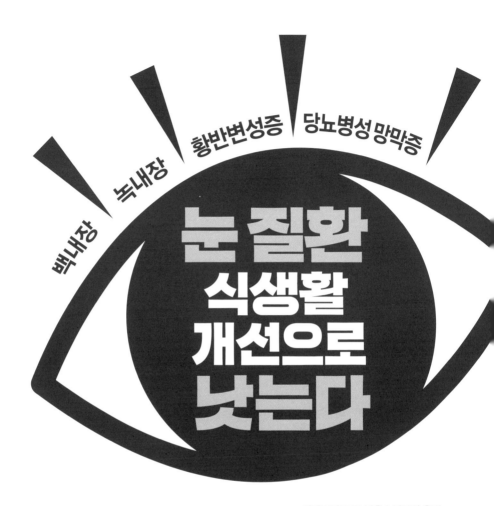

백내장　녹내장　황반변성증　당뇨병성 망막증

눈 질환
식생활
개선으로
낫는다

야마구치 고조 지음 | 이동희 옮김

전나무숲

21세기는 가짜가 사라지고 '진짜'가 세상에 출현하는 시대라고들 말한다. 이 같은 현상은 정치, 경제, 교육, 농업 등 모든 분야에 예외없이 적용되며 의학 분야 역시 '진정한 의학'이 출현하는 시대라고 말할 수 있으리라.

그렇다면, 과연 진정한 의료행위란 무엇일까? 이에 대해서는 다양한 견해들이 있겠지만 나는 다음과 같이 생각한다.

진정한 의료행위는,

- 사랑과 자비가 있다.
- 자연법칙에 어긋나지 않는다.
- 비용이 많이 들지 않는다.
- 노력과 수고를 필요로 한다.
- 복잡하지 않다.

그런 의미에서 보면, 본서는 위의 5항목 모두에 절묘하게 들어맞고 있지 않은가? 나는 이 책이 제시하고 있는 것이야말로 진정한 의료행위에 해당한다고 확신한다.

요즘 환자들 대부분은 되도록이면 수고를 하지 않고 편하게, 게다가 시간도 들이지 않고 즉각 효과가 나타나는 방법만을 찾아 우왕좌왕하고 있다.

이는 정말로 터무니없는 잘못된 생각임을 하루빨리 깨달았으면 좋겠다. 예를 들어, 오랫동안 그릇된 식생활(과식·폭식·야식 등)을 한 결과로 장(腸)이 점차 늘어나 변형되고, 거기에 숙변이 쌓여 여러 가지 질병들이 생겨난다. 그러므로 이런 병들을 고치려면 변형되어 길게 늘어난 장을 원래의 정상적인 형태로 되돌리지 않으면 안 된다.

그런데 이런 일이 어떻게 불과 1주일이나 열흘 만에 가능하겠는가? 이는 조금만 생각해봐도 금방 알 수 있는 일이다.

야마구치 선생이 역설하는 진정한 의료의 진수를 보다 많은 사람들이 이해하고, 건강한 삶을 살기를 염원하면서 이 책을 추천하는 바이다.

일본종합의학회 회장·고다의원 원장 고다 미츠오

식생활 습관을 바꾸면 눈 질환이 개선된다

건강은 스스로 챙기고 지키는 것이다. 그러나 대부분의 현대인들은 과식으로 건강을 해치고 병을 악화시킨다.

│ 병의 사례 │

마흔 살의 한 남성이 식사요법을 실시했더니 녹내장으로 높아진 안압이 한 달 후에 정상으로 돌아오고 녹내장도 더 이상 진전되지 않았다.

또 60대의 한 남성은 당뇨병으로 인한 합병증으로 안저출혈이 생겨 시력이 저하되었다. 치료를 위한 마지막 수단으로 의사로부터 레이저 치료를 권고받았지만, 이를 거절하고 식사요법을 시작했다. 그 결과, 안저출혈이 멈추었고 시력도 회복되었다. 이와 마찬가지로 백내장이 치유되어 시력이 되돌아온 환자도 있다.

현대의학적 상식으로는 식사 등과 같은 생활지도로 안압이 낮아지는 일은 극히 드물다고 하지만, 필자가 제시한 식사요법을 실천하고 생활습관 개선을 통해 안압이 내려간 예는 결코 드물지 않다.

백내장의 경우도 일단 혼탁해진 수정체는 원래의 정상적인 상태로는 되돌아오지 않는다는 것이 의학적 상식이지만, 식사요법으로 수정체 혼탁이 많이 사라진 경우도 있었다.

이렇게 식사요법 등의 생활습관 개선으로 눈 질환이 낫는다고 하면 식사와 눈, 생활습관과 눈이 도대체 무슨 관계가 있느냐며 의아하게 생각하는 사람들이 많지만, 사실 이 둘 사이에는 깊은 관련이 있다.

눈은 몸의 건강 상태를 반영하는 거울이다

본문에서 자세히 설명하겠지만, 눈은 몸의 건강 상태를 반영한다. 고령화 사회의 도래와 함께 백내장이나 녹내장, 황반변성증, 당뇨병성 망막증과 같은 눈 질환 환자가 해가 갈수록 증가하고 있다.

생활습관병이란 식생활을 비롯한 생활습관이 원인이 되어 발병한 병을 통틀어 일컫는 용어다. 생활습관병의 발병에는 유전적 요인도 있지만, 주로 그 사람의 생활습관이 지대한 영향을 미친다.

이런 생활습관병의 대표적인 예로는 암, 당뇨병, 고지혈증, 동맥경화, 허혈성 심질환, 뇌졸중(뇌경색, 뇌출혈), 통풍(痛風), 담석, 요로결석 등이 있다.

태평양 전쟁 전후 일본에서는 영양 상태나 위생 환경이 좋지 않아 결핵이나 감염증이 병의 주류를 이루었다. 그런데 경제가 발전하고 식생활도 윤택해진 1960년대 후반부터는 암이나 뇌경색, 알레르기 등과 같은 질환이 늘어나기 시작했는데, 그 이유는 생활습관이 바뀌면서 그와 함께 생활습관병이 늘어났기 때문이다. 이 같은 생활습관병 중에는 백내장, 녹내장, 황반변성증, 당뇨병성 망막증이 있으며, 당뇨병이나 고혈압이 원인이 되어 생기는 안저출혈 등과 같은 눈 질환도 포함된다. 이런 병들은 식생활과 같은 생활습관이 크게 영향을 미쳐 발병한다고 보고 있다. 즉 잘못된 식생활 습관이 몸의 질병뿐 아니라 눈 질환도 초래하는 것이다.

건강한 고령자는 소식을 하며, 시력이 좋다

1980년대 초, 필자는 의사가 되고 얼마 되지 않아 당시 장수촌으로

명성이 자자했던 가나가와 현의 후지노마치에 부임했다.

이 마을에서 필자는 의사로서 의료행위를 하는 틈틈이 85세 이상의 고령자들 중에서도 건강한 사람들을 선별해 앙케트 조사를 실시했다. 식사, 노동, 수면 등을 비롯한 일상생활의 전반적인 사항들을 자세히 조사해 평소에 어떻게 생활하고 있는지 파악함으로써 건강이나 장수의 비결을 밝힐 수 있을 것이라고 여겼기 때문이다.

앙케트 조사 결과는 의사인 필자의 입장에서 볼 때 매우 흥미로웠으며, 이를 통해 병의 발생과 건강, 수명 등에 관한 많은 것을 알 수 있었다.

건강한 고령자들은 모두 소식을 하며, 노동을 많이 했다. 85세, 90세가 넘었음에도 불구하고 매일 산길을 오르내리는 중노동을 하고 있었던 것이다. 또한 그들은 채식 위주로 식사를 했으며, 우동을 즐겨 먹었다. 그리고 필자가 놀랐던 사실 중 하나는 건강한 고령자들은 청력이 나빠도 시력만큼은 모두 아주 좋다는 점이었다.

동물에게 눈은 생명선이라고 할 수 있다. 야생동물에게 눈이 보이지 않는다는 것은 곧바로 죽음을 의미한다. 인간은 시력이 없어도 생존이 가능하지만, 인간 역시 본래 동물에 속한다는 점에서 눈이 중요하다는 사실만은 크게 다르지 않다.

식사요법을 중심으로 하는 '눈의 종합의학'

　필자는 오랫동안 눈과 몸의 관계를 중시해 눈 질환을 위한 치료방법으로, 식사요법을 중심으로 한 생활습관 지도를 해왔다. 눈과 식습관은 아주 밀접한 관련이 있지만, 현대의학에서는 이 둘의 관계를 그다지 중시하지 않고 있다.

　하지만 필자는 식사요법을 실시하면서 생활습관 지도에 따른 치료요법을 '눈의 종합의학'이라고 부르고 있다. 눈 질환의 예방, 개선에는 무엇보다 몸의 건강과 생활습관의 관계에 입각한 대책을 세우는 것이 중요하다고 생각하기 때문이다.

수술 후 회복을 좋게하는 식사요법

　수술을 할 경우 수술 전에 몸의 컨디션을 조절하는 것이 수술 후 회복에 좋다는 견해가 있다. 예를 들어, 암 적출수술을 받기로 했다면, 2주일이나 열흘 전부터 식사요법을 실시하거나 면역력을 높이는 영양보조식품을 이용해 몸의 컨디션을 조절한다. 이렇게 함으로써 수술 후 부작용이 억제되거나 회복이 빨라진다는 것이다.

　이와 같은 견해는 아직 의료 현장에 널리 보급되지는 않았지만, 안과 수술의 경우에도 마찬가지로 적용된다. 예를 들어, 당뇨병성 망막증이나 안저출혈로 레이저 수술을 받을 경우에도 수술 전부터 식사요법을 실시해 몸의 컨디션을 조절하면 수술 후의 경과가 매우 좋아진다.

백내장·녹내장·황반변성증 예방이 중요하다

당뇨병과 같은 생활습관병은 무엇보다 예방이 가장 중요하다. 마찬가지로, 눈의 생활습관병 역시 예방이 중요하다.

예를 들어, 백내장은 나이를 먹으면 대부분의 사람들이 걸리는 질환이다. 따라서 안과에서는 노화 때문에 생기는 질환인 백내장을 예방하는 일은 무리라고 말한다.

그러나 90세가 넘어도 백내장에 걸리지 않는 사람이 있다. 이런 사람을 두고 의사는 물론이고 일반인들도 '백내장에 걸리지 않는 체질'이라고 생각하는데, 결코 그렇게 단언할 수는 없다.

물론 타고난 체질도 어느 정도 영향을 미칠 수 있겠지만, 그런 사람을 조사해 보면 백내장에 잘 걸리지 않는 생활습관을 갖고 있다는 사실을 발견할 수 있다.

백내장이나 녹내장, 황반변성증과 같은 눈의 생활습관병은 무엇보다 먼저 식사 등과 같은 생활습관을 개선해 예방하는 것이 중요하다.

눈은 몸의 건강 상태를 반영하는 거울이다

Part 1

Part 3　'눈의 종합의학', 눈 질환을 고치는 열쇠

눈 건강을 지키는 식생활 습관

Part 4 백내장·녹내장·황반변성증·당뇨병성 망막증· 중심성 망막증 이렇게 예방하고 개선한다

Part 5 눈 질환에 좋은 한약과 영양보조식품 & 운동요법

Part 6 | 식사요법으로 눈 질환을 극복한 10명의 사례

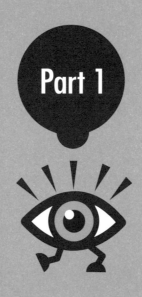

Part 1

눈은 몸의 건강 상태를
반영하는 거울이다

눈은 몸의 건강 상태와 밀접한 관련이 있어
몸의 건강 상태를 직접적으로 반영한다.
건강한 사람의 눈은 생기가 있고 반짝반짝 빛난다.
반대로 건강이 좋지 않거나 병에 걸린 사람의 눈은 힘이 없거나 탁하다.
눈은 우리 신체기관 중에서 가장 많은 정보를 처리하는
고성능 기관으로 정밀한 구조를 가진 만큼
몸의 건강 상태에 영향을 받기 쉬운 기관이라 할 수 있다.

몸이 건강하면
눈도 건강하다

눈은 몸과 마음의 상태를 반영해 주는 기관이다

눈은 뇌와 직결되어 있어서 신체 중에서도 가장 진화된 기관이다. 눈은 사물을 보는 기관이지만, 사실 뇌의 정보기관으로 뇌로 사물을 보고 있는 것이다. 눈동자를 통해 바깥세상의 다양한 현상을 대량의 전기 신호로 바꿔 뇌로 보냄으로써 사물을 볼 수 있다. 우리에게 눈은 바로 바깥세상을 구축해 주는 창이다.

또한 눈은 몸의 건강 상태를 반영하는 거울이기도 하다. 눈은 몸의 건강 상태와 밀접한 관련이 있어 몸의 건강 상태를 직접적으로 반영한다. 건강한 사람의 눈은 생기 있고 반짝반짝 빛난다. 반대로 건강이 좋지 않거나 병에 걸린 사람의 눈은 힘이 없거나 탁하다. 눈은 우리 신체 중에서 가장 많은 정보를 처리하는 고성능 기관으로 정밀한 구조를 가진 만큼 몸의 건강 상태에 영향을 받기 쉬운 기관이라 할 수 있다.

흔히들 '눈은 마음의 창'이라고 하는데, 눈은 마음의 상태를 보여준다. '눈은 입만큼이나 말을 한다'는 말 역시 같은 의미를 담고 있다. 의욕에 차 있을 때는 눈에 힘이 들어가지만, 정신 상태에 문제가 있을 때는 눈이 흐리멍텅하다. 안절부절못할 때는 눈을 이리저리 두리번거리거나 시선이 불안정하다. 정신적으로 동요되어 있을 때 역시 눈이 불안하게 이곳저곳을 헤매게 된다.

이러한 경우는 우리 일상의 곳곳에서 경험하거나 만날 수 있다. 이처럼 눈은 우리의 몸과 마음의 상태를 여실히 반영해준다. 즉 눈은 바깥세상과 몸의 내부 모두를 보여주는 양면 거울과 같은 것이다. 이와 같은 점들을 고려해볼 때, '눈은 마음의 창'이라는 말은 '눈은 몸의 상태를 보여주는 창'이라는 말로 해석하는 편이 더 적절할지 모른다.

눈은 뇌와 직결돼 있으므로 몸과 마음의 상태를 동시에 반영해 주는 기관이다.

한의학은 눈과 몸의 관계를 중시한다

예로부터 한의학에서는 눈과 몸의 관계를 중시해왔으며, '눈은 오장육부의 정기가 모인 곳'이라고 했다. 한의학에서는 음양오행설을 토대로 오장육부와 눈의 관계를 정의한다. 여기서 오장이란 간장, 심장, 비장, 폐장, 신장을 말한다. 오장 가운데 눈과 가장 관련이 깊은 기관은 간과 신장이다. 그리고 눈은 많은 경락(일종의 생명 에너지인 기가 흐르는 길)과 관련이 있어 몸의 변화가 잘 드러난다고 보고 있다.

한편, 한의학에서는 오륜설이라는 개념이 있는데, 이는 눈의 각 부위와 오장육부를 관련짓는 생각이다. 다음의 그림에서 보듯이 눈동자(동공)를 신장으로 보고, 망막 등의 눈 내부에 발생하는 질환은 신장과 깊

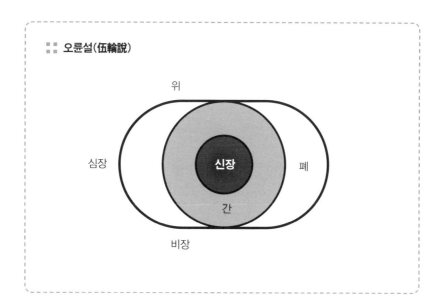

오륜설(伍輪說)

위

신장

심장

폐

간

비장

은 관련이 있다고 여긴다. 그리고 각막은 간으로, 각막에 생기는 질환은 간과 관련이 있으며 결막은 폐로, 결막에 생기는 질환은 폐와 관련이 있다고 본다.

상안검(눈꺼풀)에 생기는 질환은 위, 하안검(눈밑 주름)에 생기는 질환은 비장과 관련이 있으며, 눈머리와 눈꼬리의 병은 심장과 관련이 있다고 여긴다.

한의학에서는 이들의 관련성과 독자적인 견해를 중시해, 예를 들어 나이를 먹어 시력이 떨어지면 신장이 약해진 결과로 보고 신장 기능을 활성화시키는 약을 처방한다. 조금 전문적인 내용이긴 하지만, 눈과 몸의 관계에 대해 관심을 가져주기를 바라는 마음에서 간략하게 소개했다.

하지만 유감스럽게도 현대의학에서는 눈과 몸의 관계를 그다지 중시하지 않는다. 그러나 몸의 병이 눈에 나타나는 사례로 다음과 같은 사실들이 밝혀졌다.

안구결막(흰자위 부분)이 노랗게 되면 황달로, 간 기능이 현저하게 저하되고 있다는 것이며, 안검결막(아래위 눈꺼풀 뒤쪽을 덮고 있는 점막)이 파랗게 되면 빈혈이다.

나이가 젊은데, 각막 주위가 혼탁하다면 선천성 HDL(좋은 콜레스테롤) 저하증을, 눈꺼풀에 황색종(노란 알갱이 모양의 지방종양)이 생겼다면 고(高)콜레스테롤혈증을, 다크서클은 알레르기 등이 의심된다.

안저를 살펴보면 몸의 건강 상태를 알 수 있다

환자의 안저(안구의 내부)를 현미경으로 살펴보면, 안저의 혈관(망막 혈관) 상태를 통해 그 사람의 몸의 건강 상태, 식사, 운동량, 스트레스 등을 알 수 있다.

왜 이런 것이 가능할까? 이는 엑스레이(뢴트겐)와 같은 검사장비를 사용하지 않아도 안저의 혈관이나 혈액의 상태를 직접 관찰할 수 있기 때문이다. 이런 관찰을 통해 눈의 동맥과 정맥의 상태를 알 수 있고, 이에 따라 온 혈관의 동맥경화나 혈압을 추측할 수 있기 때문이다. 동맥경화와 혈압은 그 사람의 오랜 생활습관에 크게 좌우된다. 그러므로 예를 들어, 동맥경화가 진행되어 고혈압이 되었다면 식사나 운동, 마음의 상태에 문제가 있음을 추측할 수 있다.

눈을 보면 혈액의 흐름을
알 수 있다

눈은 혈관이나 혈액의 상태를 직접 볼 수 있는 유일한 기관이다

눈은 몸의 상태를 나타내지만, 그중에서도 가장 큰 지표가 되는 것이 혈관과 혈액이다. 혈관과 혈액은 우리들이 건강이나 생명을 유지하는 데 아주 중요한 역할을 담당한다. 산소와 영양소는 혈액을 통해 몸의 구석구석에 퍼져 있는 세포로 운반된다. 한편, 노폐물은 혈관을 통해 흡수되고 소변이나 대변으로 배설된다.

신체기관 중에서 유일하게 혈관에 혈액이 흐르고 있는 상태를 직접 현미경으로 들여다볼 수 있는 귀중한 장기가 바로 눈이다.

그 밖의 방법으로는 피를 뽑아 1만 배의 현미경으로 혈액 상태를 살

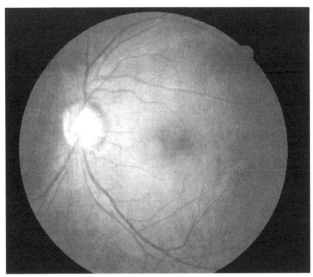

정상인의 안저

펴보는 것과 조영제를 주입해 엑스레이로 혈관과 혈액의 흐름을 살펴보는 것이 있다. 그러나 이런 방법들은 다소 통증과 고통이 수반되며, 본래의 상태와는 조금 다르다고 할 수 있다. 별다른 고통을 수반하지 않고 직접 혈관이나 혈액 상태를 관찰할 수 있는 곳은 오직 눈뿐이다.

안구의 내부를 현미경으로 들여다보면, 망막 혈관에 있는 4쌍의 굵은 동맥과 정맥, 즉 기간(基幹)이 되는 중심동맥, 중심정맥이 각각 4쌍씩 보이고 이들 8개 혈관의 혈액 흐름이 순조로운지 아닌지도 알 수 있다. 이 중 가늘고 보다 붉은 혈관이 동맥이다.

흥미롭게도 망막의 동맥과 정맥이 교차하는 부분은 혈관벽을 공유하고 있어서, 동맥이 굳어져 딱딱해지면 정맥을 압박하기 때문에 압박 정도에 따라 동맥경화의 상태를 알 수 있다. 또한 보통 동맥과 정맥의 직경 대비는 3대 4에서 2대 3이지만, 동맥이 고혈압이나 동맥경화로 인해 가늘어지면 그 비율이 변한다. 따라서 동맥과 정맥의 직경 대비가 약 1대 2나 1대 3이 되면 고혈압이나 동맥경화가 진행되고 있다는 의미다.

안저의 혈관 상태로 혈압을 측정한다

동맥경화가 있으면, 눈의 혈관이 딱딱해진다. 동맥경화가 더욱 진전되면, 혈액이 혈관 속을 원활하게 흐르지 못한다. 그러면 심장은 압력을 높여 혈액이 흐르도록 돕는데, 이렇게 되면 안저의 혈관 압력이 높아진다.

안저의 혈관 굵기를 통해 혈압도 추측할 수 있다. 앞에서 말했지만, 동맥경(동맥 내부의 직경)이 줄어들어 동맥과 정맥의 직경 대비가 1대 2나 1대 3이 되었을 경우, 뇌의 혈관 압력이 높아지는 경우가 많아 고혈압으로 추측할 수 있다.

실제로 이런 추측들은 대부분 들어맞는다. 예를 들어, 고혈압 치료를 전혀 받은 적이 없는 환자의 안저를 관찰했더니, 동맥이 아주 가늘어져 있어서 압력을 재보니, 최대혈압이 220㎜Hg이고 최소혈압이 130㎜Hg로 고혈압 수치를 보였다는 사례들이 많다.

눈의 동맥경화는 뇌의 동맥경화와 관련이 있다고 본다는 점에서, 눈의 혈관에 동맥경화가 있다면 뇌내 혈관에도 이와 마찬가지로 동맥경화가 있다고 추측할 수 있다.

또한 동맥경화는 온몸에 일어나는 병이므로 안저 동맥의 동맥경화가 진행되고 있다는 것은 경동맥이나 심장의 관동맥, 하지동맥 등에서도 동맥경화가 진행되고 있을 가능성이 있다.

이들 동맥의 동맥경화가 진행되면, 심근경색이나 뇌경색, 하지폐색경화증 등 생명과 직접 관련되는 심각한 병이 발병할 수도 있다.

이렇게 눈은 온몸의 동맥경화를 알 수 있다는 점에서도 소중한 기관이라고 할 수 있다.

사람의 혈관은 딱딱하게 굳어질수록 급격한 압력에 견디지 못한다. 건강한 굵은 동맥은 약 300㎜Hg의 압력까지 견딜 수 있지만, 딱딱해지면 그보다 낮은 압력에서도 터져버린다. 덧붙여, 혈압계가 300㎜Hg까지밖에 측정할 수 없는 이유는 바로 그 때문이다.

안저 혈관의 압력이 커지면, 혈관이 터져 안저출혈을 일으킨다.

결막의 혈관을 보면 혈액의 점도를 알 수 있다

또한 눈은 눈의 표면에 있는 결막의 혈관을 살펴보는 일도 가능하며, 이에 따라 혈액의 점도를 알 수 있다.

도야마의과 약과대학의 데라사와 요시토시(寺沢捷年) 교수는 혈액의 점도를 알 수 있는 '어혈의 진단 기준'을 개발해 결막 혈관이 맑고 깨끗한지, 아니면 탁하고 걸쭉해 원활하게 흐르지 못하는지를 관찰함으로써 수많은 연구보고를 하고 있다.

한의학에서 말하는 어혈이란 국소에 정체되어 있는 오래된 피와 출혈을 가리키는데, 이는 혈액의 흐름이 원활하지 못해 생기는 것이다.

혈액이 탁해 원활하게 흐르지 못하면 동맥경화를 일으키고, 고혈압이나 혈전을 야기하며, 더 나아가 심장병, 뇌경색, 암 등 다양한 생활습관병을 유발한다.

눈의 경우도 마찬가지다. 눈 혈관의 혈액이 탁하면 결막하 출혈이나 첩모난생(정상적인 속눈썹이 밖으로 자라는 것과 달리 속눈썹 몇 올이 눈 안쪽으로 구부러져 뻗어나는 병 ―옮긴이), 산립종, 결막부종, 중심성 망막염 등의 원인이 된다. 또한 백내장이나 녹내장, 황반변성증과 같은 눈의 생활습관병이 발병하는 원인 중 하나가 된다.

눈을 보면 스트레스 상태와 알레르기도 보인다

그 밖에 눈을 살펴보면, 그 사람의 스트레스 상태도 알 수 있다. 과도한 스트레스를 받아 교감신경이 흥분한 상태에 있는 사람은 눈의 혈류가 나빠져 눈 혈관의 혈압이 상승한다. 이렇게 되면 소위 충혈된 눈이 된다.

앞에서 말한 것처럼 안검결막(아래위 눈꺼풀 뒤쪽을 덮고 있는 점막)이 파랗게 되면 빈혈이고, 안구결막(흰자위)이 노랗게 되면 황달이라는 것을 알 수 있다. 또 알레르기가 있는 사람은 눈 밑에 다크서클이 생기므로 이를 통해 알 수 있다.

눈의 구조와
기능

눈의 구조와 기능

여기서 눈의 구조와 기능에 대해 간략하게 알아보자.

눈의 구조상 가장 바깥쪽에 있는 것이 안검(눈꺼풀)이다. 눈꺼풀은 카메라로 비유한다면, 렌즈 뚜껑과 셔터를 겸한 역할을 한다.

눈을 정면에서 보면 중심에 검은자위(동공)가 있고, 그 주변에 갈색부위가 있으며, 가장 바깥쪽에 흰자위가 있다. 흰자위가 하얗게 보이는것은 흰자위 표면이 투명한 결막에 덮여 있어 그 아래(안)에 있는 흰색의 강막이 들여다보이기 때문이다.

검은자위는 일반적으로 눈동자라고 일컫는데, 의학용어로 말하면 동공이다. 즉 동공은 하나의 구멍으로 그 안에 렌즈 역할을 하는 수정체가 들어 있는데, 투명하기 때문에 보통 겉에서는 보이지 않는다.

검은자위에 해당하는 것은 안구의 가장 바깥쪽 표면을 덮고 있는 각막이다. 각막 자체는 빛을 통과시키므로 투명하다. 투명한 각막을 통해 눈의 내부에 들어간 빛은 내부에서 흡수되어 반사되지 않으므로 각막 부분이 검게 보이는 것이다.

동공의 주위는 동양인의 경우 대개 갈색을 띠는데, 일반적으로 이 부분까지 포함해 검은자위라고 지칭한다.

안구의 크기는 보통 직경 2.4mm 정도의 구형이다. 안구의 바깥쪽 막은 쉽게 말하면 3층 구조로 되어 있다. 가장 바깥쪽은 안구의 형태를 보호하는 투명한 각막과 강막으로 되어 있다. 내부는 혈관으로 가득 찬 홍채와 모양체, 맥락막이 있고, 가장 안쪽에는 눈의 뒤쪽을 감싸는 막으로 시세포가 모여 있는 망막이 있다.

빛은 각막을 통과해 동공에서 안구 내부로 들어온다. 동공의 주위에는 카메라의 조리개에 해당하는 홍채가 있다. 홍채에는 멜라닌 색소가 들어 있는데, 멜라닌 색소가 많으면 갈색을 띠고 적으면 파란색을 띤다. 백인의 눈이 파란 이유는 홍채의 멜라닌 색소가 적기 때문이다.

홍채는 동공을 크게 하거나 작게 함으로써 통과하는 빛의 양을 조절한다. 망막은 눈의 가장 안쪽에 있으며, 거기에 도달한 빛의 자극을 전기신호로 바꾸는 역할을 한다. 망막에는 빛과 색을 감지하기 위한 시세포가 있으며, 정보를 처리하기 위한 신경 네트워크가 형성되어 있다. 또

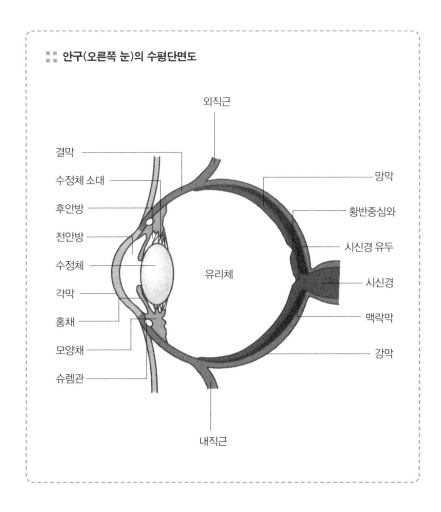

안구(오른쪽 눈)의 수평단면도

외직근

결막

수정체 소대

후안방

전안방

수정체

각막

홍채

모양채

슈렘관

유리체

망막

황반중심와

시신경 유두

시신경

맥락막

강막

내직근

한 망막의 바깥쪽에는 혈관을 포함한 맥락막과 결합조직으로 이루어진 강막이 있다.

각 부위의 기능을 정리하면 다음과 같다.

● **각막** : 검은자위 전체를 덮고 있는 막으로 투명하고 굽어 있다. 두

께는 1mm다. 외부에서 들어온 빛은 각막에서 거의 모아져 굴절된다.

- **강막** : 흰자위 부분이다. 안구 내부의 압력을 일정하게 유지하고, 눈의 형태를 유지하는 기능을 담당한다.
- **결막(안구)** : 강막(흰자위)의 앞부분을 덮는 투명한 막이다.
- **홍채** : 통과하는 빛의 양을 조절한다.
- **모양체** : 홍채의 바로 뒤에 연결되어 있다. 초점을 맞추는 모양체근과 수정체를 연결하는 끈으로 이루어져 있다. 수정체 소대는 모양체근의 기능에 따라 늘어나거나 줄어들어 수정체를 두껍게 하거나 얇게 한다.
- **맥락막** : 모양체와 연결되어 안구의 뒤쪽 반을 감싸고 있는 막으로, 망막과 강막 사이에 있다. 혈관이 많이 모여 있으며 안구의 벽에 산소와 영양을 보급한다.
- **망막** : 안구 내벽을 덮고 있는 빛을 감지하는 막이다. 수많은 시세포와 시세포에 연결되어 있는 시신경이 분포되어 있다.
- **유리체** : 안구의 대부분을 차지하고 있는 빛이 통과하는 무색투명한 길(道)로 망막이 손상되지 않도록 쿠션 역할도 겸한다.

덧붙여, 안저검사나 안저출혈에서의 '안저'란 안구의 뒷면, 즉 망막과 유리체 부분을 가리킨다. 안저검사를 통해 망막, 시신경, 혈관 등을 살펴볼 수 있다.

안구의 내부

이번에는 안구의 내부를 살펴보기로 한다. 각막과 수정체 사이의 공간은 홍채를 경계로 삼아 전안방(前眼房)과 후안방(後眼房)으로 나뉜다. 이곳에는 산소와 포도당, 단백질을 공급하는 방수(房水, 액체)로 가득차 있다. 방수는 모양체에서 만들어져 후안방으로 분비되고, 수정체와 각막에 산소와 영양을 보급하면서 동공을 통해 전안방으로 흘러들어가 우각을 통해 눈 밖으로 배출된다.

수정체보다 안쪽 부위는 유리체액이라 부르는 투명한 젤 같은 액체로 가득 차 있다. 방수나 유리체액 모두 안구 속의 압력(안압)을 일정하게 유지시켜주는 역할을 담당한다.

이번에는 안구의 부속기관에 대해 살펴보자.

안구의 부속기관

안구에는 다양한 부속기관들이 있다. 안와골, 외안근, 눈물샘, 누소관, 안검(눈꺼풀), 속눈썹 등 눈의 부속기관들은 눈을 유지하고 움직이며, 윤활액을 공급하고 상처나 감염으로부터 눈을 보호해주는 기능을 한다.

● **누소관의 개구부(開口部)** : 눈물샘에서 나온 관으로 결막에 눈물을

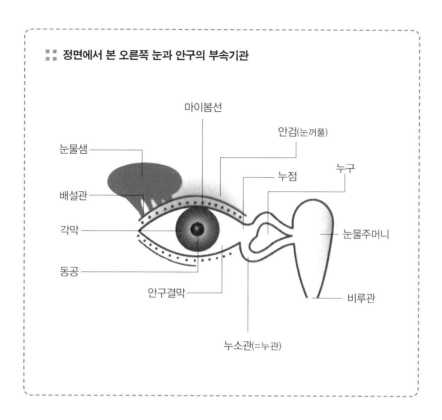

정면에서 본 오른쪽 눈과 안구의 부속기관

마이봄선

안검(눈꺼풀)

눈물샘

누점

누구

배설관

각막

눈물주머니

동공

안구결막

비루관

누소관(=누관)

공급한다.

- **외안근** : 강막에는 6개의 근육이 이어져 있어 안구를 움직이게 한다.

- **비루관** : 여분의 눈물은 증발되거나 누소관에서 비루관(비강으로 이어

  지는 관)으로 들어가 코로 나온다.

Part 2

몸의 건강 상태와 질병을
개선하면
눈 질환도 낫는다

과식이나 동물성 식품, 설탕, 기름진 음식을
지나치게 많이 섭취하는 것은
눈의 혈액순환이나 수분 대사를 악화시키는 가장 큰 요인이며,
눈의 생활습관병을 일으키는 원인이다.
눈 질환을 예방, 개선하는 식사는
소식(小食)과 현미채식이다.

눈 질환을 일으키는
원인들

몸의 건강 상태를 개선하면 눈 질환도 좋아진다

평균수명이 늘어남에 따라 백내장, 녹내장, 황반변성증, 당뇨병성 망막증, 당뇨병이나 동맥경화, 고혈압에 의한 안저출혈 등과 같은 눈 질환을 앓고 있는 사람들이 증가했다.

눈 질환의 종류는 수없이 많지만, 이들 병은 나이를 먹어감에 따라 발병 숫자가 늘어난다. 그러나 이러한 발병은 생활습관이 가장 큰 원인이며, 생활환경의 변화도 영향을 미친다. 그러므로 성인병이라기보다는 오늘날에는 생활습관병으로 보는 것이 옳을 것이다.

생활습관병은 생활습관이 크게 영향을 미쳐 발병하는 병을 통틀어 일컫는 말이다. 식사를 비롯한 그릇된 생활습관이 거듭되어 일정한 연령에 도달했을 때, 이들 병이 생긴다.

현대인의 생활은 건강을 해치는 원인이 넘쳐날 정도로 많다. 서구화된 식사는 칼로리 과다를 초래하고, 영양 면에서도 치우쳐져 있다. 생활은 편리해졌지만 운동 부족이 되기 쉽고, 경쟁사회가 되면서 스트레스는 피할 수 없게 되었으며, 수면 부족이 되기 쉽다. 게다가 생활환경은 오염되어 환경호르몬과 같은 유해물질들이 넘쳐나고 있다.

이와 같은 현대생활의 왜곡이 암을 비롯해 허혈성 심질환이나 뇌경색, 당뇨병 등과 같은 수많은 생활습관병을 급격히 증가시키고 있다. 필자는 이러한 생활습관병 중의 하나로 백내장이나 녹내장, 황반변성증 등과 같은 눈 질환도 자리를 잡아가고 있다고 본다.

생활습관병은 소위 전신병이라 할 수 있다. 특정 장기에 이상이 생기지만, 이는 그 사람의 신체 중에서 체질적으로 가장 약한 부위에 이상이 나타나는 것일 뿐 그 배경에는 몸의 이상이 자리 잡고 있다. 그러므로 약으로 치유하는 것은 어려우며, 치료의 기본으로 식생활 등과 같은 생활습관의 개선이 필요하다.

혈관과 혈액, 눈 건강을 유지하는 열쇠다

건강한 몸과 병에 걸린 몸을 구분하는 조건은 무엇일까? 여러 가지가 있겠지만, 가장 기본적인 것으로 혈관과 혈액을 꼽을 수 있다.

알다시피, 우리의 몸에는 동맥과 정맥이 분포되어 있다. 심장에서 나온 동맥의 혈액은 몸의 각 세포로 산소와 영양소를 운반하고, 정맥은 신진대사를 통해 생긴 노폐물과 유해물을 해독·배설하는 기관으로 운반한다.

혈액은 몸에서 같은 속도로 흐르는 것이 중요하다. 흐름이 나쁜 혈액은 끈적끈적하며 다양한 병을 일으키는 원인이다. 암 역시 혈액의 흐름이 나쁜 부위에서 생기기 쉽다.

눈 건강을 지키고 눈 질환을 예방, 개선하기 위해서는 눈의 혈액순환이 양호하고 수분 대사도 원활한 상태를 유지하는 것이 중요하다.

깨끗하고 맑은 혈액이 눈의 구석구석까지 원활하게 흐르고 있다면 다양한 눈 질환을 예방, 개선할 수 있다. 그럴 경우, 눈뿐 아니라 몸이 좋은 상태로 유지되어 몸의 이상이나 질병도 저절로 낫는다. 반대로 혈액이 탁하고 점도가 높으면 혈액순환이 나쁘고, 혈액과 수분이 정체되면 눈이 탁하고 부으며 시력에도 악영향을 미친다.

혈액이 탁해지면 두통이나 어깨 결림, 요통, 냉증 등의 증상이 쉽게 나타난다. 혈액을 뽑아 현미경으로 관찰하면 금방 알 수 있는데, 탁한 혈액은 적혈구가 서로 이어져 있다. 본래는 하나하나 떨어져 있어야 할 적혈구들이 여러 개가 붙어 소시지와 같은 모습을 띤다. 적혈구가 하나하나 떨어져 있으면, 가는 모세혈관 속에서도 적혈구는 형태를 바꾸면서 통과할 수 있지만, 서너 개가 붙어 소시지 상태가 되면 원활하게 흐를 수 없다.

그 결과, 몸의 구석구석까지 산소와 영양소를 보낼 수 없으며, 몸속에 생긴 독소와 노폐물, 즉 쓰레기를 배출하지 못한다. 이렇게 되면 몸이 쉽게 지치고, 언제까지나 피로가 풀리지 않는 상태가 지속된다. 그러므로 예전에 비해 쉽게 지치고 피로가 쉽사리 풀리지 않는다면, 탁해진 혈액이 그 원인 중 하나라고 보면 된다.

이처럼 탁한 혈액의 극단적인 상태가 가장 단적으로 드러나는 것이 요즘 들어 자주 회자되는 이코노미클래스 증후군(economy class syndrome)이다. 비행기의 좁은 좌석에 오랫동안 앉아서 전혀 움직이지 못한 채 알코올과 커피를 다량으로 섭취하면 탈수증상이 일어나 혈액의 점조도(끈기)가 높아진다. 그 결과, 혈전이 생기는데, 이 덩어리가 혈류를 타고 이동해 폐의 혈관을 막으면 생명에 위협을 주는 위험한 상황을 초래한다.

혈액이 맑고 탁한 데는 혈관의 상태도 깊은 관련이 있다. 부드러운 혈관은 혈액을 원활하게 순환시키지만, 딱딱해져 동맥경화를 일으킨 혈관에서는 필연적으로 혈액의 흐름이 나빠지고 혈압도 높아진다.

동맥경화는 심질환이나 뇌경색, 혈전을 일으키는 직접적인 원인이다. 또한 당뇨병은 동맥경화의 직접적인 원인은 아니지만, 혈당치가 높은 상태가 오랫동안 지속되면 동맥경화를 촉진하는 결과를 낳는다. 동맥경화가 진행되어 여러 가지 질병을 초래하는 것은 눈의 경우 역시 마찬가지다. 동맥경화가 진행되면 혈압이 높아지고, 이런 조건들이 갖추어지면 안저출혈이 일어나는 원인이 된다.

또한 눈은 매우 잘 붓는 기관이어서 운동 부족 등으로 몸의 혈액순환이 좋지 않으면, 만성적으로 쉽게 붓는다. 부종이 있는 눈은 산소와 영양소가 세포의 구석구석까지 잘 전달되지 못한다.

수분이 부족해도 눈 질환이 생긴다

사람은 자고 있는 동안에 약 2컵 분량(약 360㎖)의 땀을 흘린다. 따라서 아침에 자고 일어났을 때가 하루 중 가장 혈액이 탁한 상태다. 어느 정도 개인차는 있지만, 사람은 하루에 1.5~2리터의 수분이 필요하다. 왜냐하면, 그만큼의 수분이 소변이나 땀, 호흡, 대변 등을 통해 배출되기 때문이다.

더운 여름에 땀을 많이 흘렸을 때는 더욱 수분을 보충해줄 필요가 있다. 목이 마를 때는 적은 양의 물을 입에 머금고 있는 것만으로도 갈증이 해소되지만, 정작 몸은 500㎖나 되는 수분을 필요로 한다. 만일 수분을 보충해주지 않으면 몸은 탈수 상태가 된다. 만성적인 탈수 상태는 다양한 증상을 가져온다. 예를 들어, 두통이나 어깨 결림, 무력감 등이 생긴다. 이는 몸이 탈수되어 혈액이 탁해졌기 때문에 일어나는 증상이다. 그러므로 두통이 있을 때는 두통약을 먹지 말고 시험 삼아 물을 2컵 정도 마셔 보라. 그렇게 하는 것만으로도 통증이 사라지는 경우가 있다.

또한 혈액을 맑고 깨끗하게 유지하려면 적당한 운동이 필요하다. 혈액을 내보내는 것은 심장이지만, 이는 펌프작용에 의한 것으로 심장은 그저 방출하기만 할 뿐이다. 그러므로 심장으로 돌아온 양만큼만 방출할 수 있다. 혈액은 근육의 작용에 의해 정맥을 통해 심장으로 돌아온다.

그런데 정맥에는 펌프작용이 없다. 말초 혈관에까지 도달한 혈액은 정맥의 주위에 있는 근육의 작용에 의해 조금씩 심장으로 돌아온다. 근육은 발에 많이 있는데, 정맥의 혈액이 심장으로 원활하게 돌아오도록 하려면 산책 등과 같은 걷는 운동을 해주는 것이 효과적이다. 보통 운동이 부족하면 쉽게 붓는데, 이는 말초 혈관에 혈액이 정체되어 있기 때문이다.

혈액은 섭취하는 식품에 의해서도 탁해지거나 맑아진다. 혈액을 탁하게 하는 식품의 대표 격은 육류와 지방(기름), 설탕 등이고, 반대로 혈액을 맑게 하는 식품의 대표 격은 채소다. 또한 주로 어떤 음료를 통해 수분을 섭취하느냐에 따라 혈액이 맑아지기도 하고 탁해지기도 한다. 혈액을 맑게 하는 음료의 대표 격은 생수와 감잎차이고, 반대로 혈액을 탁하게 하는 음료의 대표 격은 카페인 음료나 알코올 음료(술)다.

탁한 혈액은 눈 질환을 일으키는 원인이다

이처럼 눈 혈관의 동맥경화가 진행되어 혈액이 탁해지면 백내장이나 녹내장, 황반변성증, 안저출혈 등과 같은 질환을 일으키는 중대한 위험 요인이 된다. 그리고 오랫동안 그 상태가 지속되면 마침내 눈의 생활습관병이 발병한다.

사실 이 같은 눈의 생활습관병은 발병하기 전에 다양한 눈의 증상과 질환을 나타내지만, 대부분의 사람들은 이를 병의 전조증상으로 자각하지 못한 채 지나친다.

눈의 혈액이 탁해지면 결막하 출혈이나 첩모난생, 산립종, 결막부종, 중심성 망막염 등의 원인이 된다. 이들 질환의 발병이 생활습관과 관련이 있다고 하면 믿기 어려울지 모르지만, 사실 크나큰 영향을 미친다. 이들 질환에 대해서는 뒤에서 자세히 설명하도록 하겠다. 따라서 부드러운 혈관과 맑고 깨끗한 혈액이야말로 질환을 예방하고 건강을 지키는 비결이다.

활성산소가 눈 질환을 일으킨다

건강을 해치고, 눈에도 악영향을 미치는 요인으로 활성산소를 꼽을 수 있다. 태양광선에 들어 있는 자외선, 흡연, 과도한 스트레스, 유해 화학물질 등의 영향을 받으면 체내에서 대량의 활성산소가 발생한다. 이 활성산소가 세포를 산화하고 노화를 촉진하며, 암이나 동맥경화를 비롯한 각종 질병을 일으키고 악화시킨다고 알려져 있다.

이런 현상은 눈에 경우에도 마찬가지로, 활성산소는 백내장, 녹내장, 황반변성증과 같은 눈의 생활습관병을 일으키는 원흉 중 하나다.

활성산소는 지질과 결합하면 과산화지질이 되어, 활성산소와 마찬가지로 세포를 손상시킨다. 눈의 구조는 종종 카메라에 비유되는데, 피사체를 비추는 빛은 각막을 통해 눈으로 들어가고, 렌즈 역할을 하는 수정체에서 굴절되어 필름에 해당하는 망막의 중심부에 있는 황반이라는 부위에서 상을 맺는다.

이렇게 사물을 보는 과정에서 유해한 자외선과 가시광선이 안구에 들어오면, 활성산소가 대량으로 발생해 눈 세포를 손상시킨다. 그 결과, 백내장이나 녹내장, 황반변성증 등이 생기고, 증상이 점차 진행되는 것이다.

흡연이나 유해 화학물질 등으로 인해 체내에 활성산소가 과잉 발생한 경우도 마찬가지다. 눈은 신체 중에서도 자외선의 폐해를 직접적으로 받기 쉬운 기관이다.

예를 들어, 백내장은 수정체의 내부에 들어 있는 단백질이 활성산소 등으로 인해 산화되고 변질되는 데서 시작한다. 또한 황반변성증은 망막에 들어 있는 지질이 활성산소로 인해 산화되어 과산화지질이 되고, 이 과산화지질에 의해 황반부가 변성되어 눈에 장애가 일어난 질환이라는 설이 유력하다.

눈 질환 예방을 위해 바꿔야 할 생활습관

눈 질환, 잘못된 식생활 습관이 가장 큰 원인이다

필자는 눈 질환을 일으키는 가장 큰 원인으로 잘못된 생활습관을 꼽고 있는데, 그중에서도 가장 큰 영향을 미치는 요소가 바로 식생활이다.

과식이나 동물성 식품, 설탕, 기름진 음식을 지나치게 많이 섭취하는 것은 눈의 혈액순환이나 수분 대사를 악화시키는 가장 큰 요인이며, 눈의 생활습관병을 일으키는 원인이 된다.

눈 질환을 예방, 개선하는 식사는 소식(小食)과 현미채식이다. 앞에서 말한 것처럼, 수분 섭취의 방법 또한 중요하다. 커피, 홍차, 녹차 등과 같은 카페인 음료나 알코올 음료는 이뇨작용이 강하므로 그런 종류의 음료만으로 수분을 보충한다면 탈수 상태가 자주 일어난다. 몸에 수분이 부족한 탈수 상태에서는 혈액이 탁해지고 점조도가 높아진다. 반면, 수분 섭취에 가장 좋은 음료는 생수와 감잎차다.

스트레스나 운동 부족도 혈액순환이나 수분 대사를 나쁘게 해 눈의 생활습관병을 유발하거나 악화시키는 원인이 된다. 규칙적으로 몸을 움직여 운동하고, 스트레스가 쌓이지 않도록 바로바로 해소하는 것도 중요하다.

눈 질환을 생활습관병으로 인식한다면, 이에 대해 어떻게 대처해야 좋을지 스스로 해답을 찾을 수 있을 것이다. 즉 생활습관병을 개선하면 눈 질환도 쉽게 치유된다. 실제로, 필자의 지도에 따라 그릇된 생활습관을 개선하면 눈 질환뿐 아니라 당뇨병이나 고혈압과 같은 몸의 질병도 낫는다. 아니, 그보다는 몸의 상태가 좋아진 결과 몸의 병도 낫고 동시에 눈 질환도 치유된다고 보는 것이 더 적절할 것이다. 그러므로 백내장이나 황반변성증 환자가 찾아오면, 필자는 기본적으로 몸의 상태를 개선하는 것을 목표로 식사요법 등의 지도를 한다.

변비를 해소하고 숙변을 제거하자

변비는 혈액을 탁하게 만드는 원인이다. 왜냐하면 장에 머물러 있는 변은 부패·발효되어 가스를 발생시키고 그 가스에는 유해물질이 포함되어 있는데, 이 유해물질이 장에서 재흡수되어 혈액으로 들어가 온몸을 돌기 때문이다. 이렇게 탁해진 혈액이 온몸을 순환해 다양한 부정수소*나 질병을 발생시키는 하나의 원인이 된다.

일반적으로 현대인은 과식을 하는 경향이 있다. 위장의 허용량을 초과하는 음식물을 섭취하면 숙변이 쌓이게 된다. 숙변이란 '위장의 처리 능력을 넘어서 계속 과식한 결과, 장 속에 머물러 있는 배설물'이다. 숙변은 암이나 뇌경색, 심근경색, 교원병, 아토피성 피부염, 두통, 어깨 결림 등과 같은 다양한 질병의 발병과 관련되어 있다.

일반적으로 하루 세 끼가 상식이지만, 음식물이 풍부해 식생활이 윤택해지고, 한편으로 몸을 움직일 기회는 현저하게 줄어든 오늘날에는 하루 세 끼는 지나치게 많이 먹는 과식이 될 수 있다. 과식을 하면 아무리 위가 튼튼하다고 해도 장 속에 변이 남아 이것이 숙변이 되어 쌓인다.

뚱뚱한 성인이라면, 특히 아침식사를 걸러 하루 두 끼만 먹고, 식사할 때는 배가 부른 상태가 아닌 배의 8부만 차도록 먹는다면, 과식 문제는 해결될 수 있다. 이렇게 되면 변비도 해소되고, 숙변이 쌓이는 것도 방지할 수 있다.

---

* 부정수소(不定愁訴) : 부정형 신체증후군, 뚜렷하게 어디가 아프거나 병이 있지도 않으면서 병적 증상을 호소하는 것.

몸의 건강 상태가 나쁘면 눈도 나빠진다

"몸은 건강하지만, 시력이 최근에 나빠졌다"고 말하는 사람이 있다. 또한 큰 병치레를 한 적이 없는데 녹내장에 걸린 사람도 있다. 이런 경우에 본인은 '몸이 건강한데 왜 눈 질환에 걸렸을까' 하고 의아하게 생각할 것이다.

그러나 실제로 몸에 병이 없다고 해서 건강하다는 말은 아니다. 즉 건강하지 않기 때문에 눈 질환이 발병한 것이다. 몸에 큰 이상이 나타나지 않은 것은 자각증상이 없을 뿐이고, 머지않아 내장에 질병이 생긴다 해도 조금도 이상할 것이 없다는 뜻이다.

이렇듯 눈 건강이 결코 몸의 건강 상태보다 좋은 경우는 없다. 즉 눈은 좋은데 몸의 건강 상태가 나쁠 수는 없으며, 몸의 건강 상태가 나쁘면 눈도 좋을 수 없다는 뜻이다. 이는 필자가 오랫동안 안과의로서 눈과 몸의 상태를 비교해 내린 하나의 결론이다.

눈의 생활습관병에 걸린 환자에게 식생활 등을 지도하고 이를 실행해 증상의 경과를 지켜본다면, 이런 결론이 옳다는 사실을 쉽게 알 수 있다.

예를 들어, 식사요법을 시작하면 식욕이 생긴다. 변을 보는 횟수가 늘어나고, 뱃속이 시원해지며, 안색도 좋아지고, 몸 전체에 활력이 생긴다. 그러면 눈 질환도 개선되는 것이다. 따라서 몸을 건강하게 유지하면 눈 건강도 지킬 수 있어 눈 질환을 예방할 수 있다.

백내장의
원인과 증상

백내장, 가장 흔한 눈의 생활습관병이다

백내장의 대부분을 차지하는 노인성 백내장은 일반적으로 40대 후반부터 시작해 나이를 먹을수록 걸릴 확률이 높아진다. 여러 통계들이 있는데, 백내장의 발병률을 살펴보면 55세에서 약 15%, 65세에서 약 30%, 85세에서 약 90%, 90세에서는 거의 100%다.

백내장이 40대 이상에서 많이 발병한다는 사실은 지금도 변함이 없지만, 최근에는 젊은 층으로까지 확산되어 30대에 발병하는 사람도 많다.

백내장은 쉽게 말하면, 눈에서 카메라 렌즈에 해당하는 수정체가 하얗게 흐려지는 질환이다. 수정체는 동공(눈동자)의 뒤쪽에 있고, 혈관도

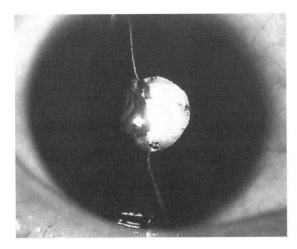

백내장의 전안부(前眼部)

신경도 없는 조직이다. 따라서 백내장에 걸려도 아픔이나 가려움도 느끼지 못한다. 그러다 서서히 병이 진전됨에 따라 회백색의 혼탁이 점점 커지고 마침내 시야 전체가 흐릿하게 보이게 된다.

노인성 백내장의 경우, 수정체의 혼탁은 중심부가 아니라 주변부에서 시작되는 경우가 많으며, 처음에는 자각증상이 거의 없고 천천히 진행되는 것이 보통이다.

또 백내장에 걸린 많은 사람들에게서 볼 수 있는 것은 눈의 피질 부분에서 쐐기 모양으로 혼탁해지기 시작하는 것인데, 투명한 부분과 탁한 부분이 혼재해 있다. 이런 타입의 백내장을 피질백내장이라고 부른다.

수정체는 바깥에서 들어온 빛을 각막과 함께 굴절시키는 역할을 담당한다. 앞에서 말한 것처럼, 피질백내장에서는 투명한 부분과 혼탁한 부분이 혼재해 있으므로 눈에 들어온 빛의 양을 조절할 수 없어 빛이

난반사를 일으켜 망막의 이곳저곳에 닿게 된다. 그 결과, 빛의 밝기에 민감해지고, 강한 햇빛 아래에서는 눈을 뜨지 못할 정도로 눈부시게 느껴지는 것이다.

또한 수정체가 핵 부분에서 혼탁해지기 시작하면 수정체가 두꺼워져 근시 상태가 된다. 그렇게 되면 멀리 있는 물체가 보기 힘들어지거나 노안이 되어도 이를 쉽게 자각하지 못하게 되는 경우가 있다. 그리고 어두운 곳에서는 잘 보지 못하게 되므로 불편함을 느낀다.

어떤 타입의 백내장이든 증상이 진전되어 혼탁이 눈 전체로 퍼지면, 마치 안개 속에서 사물을 보는 듯하거나 사물이 이중으로 보이는 등 시력이 크게 저하된다.

수정체를 혼탁하게 하는 단백질 변성은 활성산소가 원인이다

시력 저하가 일어나는 이유는 수정체에 들어 있는 단백질이 변성하기 때문인 것으로 보고 있다. 수정체는 본래 탄력 있고, 부드러우며, 투명성을 유지하고 있다.

수정체가 이런 특징을 보이는 것은 크리스탈린(crystalline)이라는 단백질과 히알루론산(hyaluronic acid)이라는 아미노산의 결합체 때문이다. 그러나 나이를 먹어감에 따라 이들 물질의 신진대사가 원활하게 이루어지지 않게 된 요인이 더해져, 수정체를 만들고 있는 단백질이 산화, 변성해 투명한 수정체에 혼탁이 생기게 된다.

이런 혼탁을 일으키는 가장 큰 원인으로는 활성산소를 꼽고 있다. 최근 들어 백내장이 젊은 층에도 확산되고 있는 이유는 자외선 외에 스트레스, 과로, 운동 부족, 흡연 등이 겹쳐져 활성산소가 대량으로 발생하기 쉬운 상태를 초래하기 때문이라고 보고 있다. 또한 이것과는 별도로 당뇨병 환자의 경우 당뇨병의 합병증으로 인해 백내장이 조기에 발병한다.

일본에서 실시한 조사에서는 백내장의 발병 원인으로 흡연이 거론되지는 않았지만, 다른 나라의 조사에서는 흡연자의 경우 비흡연자보다 2.5배나 백내장에 걸리기 쉬우며, 발병하는 평균연령도 비흡연자의 평균이 71세인 데 반해 흡연자는 64세로 흡연의 폐해와 영향이 분명하게 드러났다는 보고가 있다.

수정체는 원래 비타민C를 고농도로 함유하고 있다. 백내장에 걸린 사람에게서는 이것이 아주 저농도, 또는 없는 일조차 있으므로 필자는 비타민C의 부족이 백내장 발병과 관련이 있다고 보고 있다. 흡연은 체내의 비타민C를 크게 소비한다.

백내장 수술 후 황반변성증에 걸릴 확률은 200%다

백내장 환자는 황반변성증에 걸릴 위험도 크다. 중증의 백내장 환자는 황반변성증이 발병할 확률이 50% 증가하고, 가벼운 백내장 환자는

80% 증가한다는 데이터도 있다.

또한 백내장 수술을 한 경험이 있는 사람은 황반변성증에 걸릴 확률이 무려 200% 증가한다는 보고도 있는데, 그 이유는 수정체를 제거한 후의 망막은 급격하게 노화되기 쉽기 때문이다. 정상적인 사람(수정체를 제거하지 않은 사람)의 5년이 백내장 수술을 받은 사람에게는 30년에 필적한다고들 말한다. 그러나 현재는 안내(眼內) 렌즈(혼탁해진 수정체 대신 눈 속에 넣는 인공 렌즈— 옮긴이)에 자외선 차단이 이루어져 그 위험성이 경감되고 있다.

백내장 수술은 오늘날 그 기술이 크게 발달하여 안과에 가면 "교정 시력(안경 등을 사용한 시력)이 0.4~0.1로 떨어져 일상생활을 하는 데 불편을 느끼게 되면 수술하겠습니다. 그때까지 기다려 주세요"라는 의사의 말을 듣게 된다.

물론 크게 시력이 저하된 경우라면 수술을 하는 편이 좋지만, 필자의 생각으로는 백내장에 걸리게 된 원인을 파악한 후 이를 개선하는 것이 보다 중요하다고 본다. 백내장은 진행이 더딘 경우가 많으므로 그 단계에서 예방, 개선하는 것이 중요하다. 미국에서는 백내장 수술을 10년 늦출 수 있다면 총 수술 건수를 45% 줄일 수 있다는 보고가 나왔다.

녹내장의
원인과 증상

녹내장, 실명 원인 중 2위를 차지한다

녹내장은 현재 일본인의 실명 원인 중 당뇨병성 망막증에 이어 두 번째를 차지하며, 최근 급증하고 있는 질환이기도 하다.

녹내장이라는 병명은 급성 녹내장에 걸린 사람의 흰자위는 충혈되어 마치 불타오르는 듯한 붉은색이고, 눈동자는 그 붉은색의 보색으로 녹색처럼 보인다는 데서 이렇게 이름 붙여졌다.

녹내장은 선천성 녹내장과 다른 질병의 합병증으로 생기는 속발성(續發性) 녹내장, 그리고 단독으로 일어나는 원발성(原發性) 녹내장으로 나뉜다.

급성인 경우에는 곧바로 치료하지 않으면 실명할 우려가 있는데, 통증과 같은 극심한 증상이 수반되기 때문에 급성 녹내장을 앓는 대부분의 사람들은 조기에 치료를 받게 된다. 또 만성 원발 녹내장에는 개방우각형과 폐쇄우각형의 두 가지가 있는데, 만성 원발 녹내장 환자 중 약 70%가 개방우각형 환자들이다. 만성 원발 녹내장은 자각증상이 거의 없기 때문에 그대로 몇 년이나 방치해 병이 진행되는 경우가 적지 않다.

일본 후생노동성의 조사에 따르면, 녹내장 때문에 병원에서 치료를 받은 환자는 1987년에는 14만 4천 명이었다. 이것이 1993년에는 21만 9천 명, 1999년에는 40만 9천 명에 달하고 있다. 불과 13년 만에 3배 가까이나 증가한 것이다. 게다가 이 숫자는 빙산의 일각에 지나지 않는다.

최근 일본녹내장학회의 대규모 조사에 의하면 일본인 17명 중 한 명이 녹내장을 앓고 있는 것으로 판명났다. 과거에는 30명에 한 명꼴이라고 보고가 있었으므로 진찰을 받지 않고 병을 방치하고 있는 사람이 상당수 있다는 사실을 추측할 수 있다.

이 조사는 기후 현 다지미 시에 거주하는 40세 이상의 남녀 중 무작위로 선별한 3,021명을 대상으로 실시했고, 그 결과 녹내장 전체의 유병률은 5.78%였다. 연령별로는 40대가 2.3%였지만, 70세 이상은 13.11%로 나이가 많을수록 녹내장을 앓고 있는 사람이 많았다.

이 비율을 토대로 추산하면, 일본에는 400만~500만 명이나 되는 녹내장 환자가 있다는 뜻이 된다. 그런데 이 중 치료를 받고 있는 사람은 앞에서 말한 것처럼 불과 40만 명에 지나지 않는다.

정상 안압에서도 녹내장이 발병할 수 있다

녹내장이 급증하는 가장 큰 이유 중 하나는 정상 안압에서도 녹내장이 발병하는 타입이 있음을 알게 되었기 때문이다. 녹내장은 안압이 높아 시신경이 손상되는 질환이다. 시신경이 손상되므로 무서운 병이라 할 수 있다. 과거에 녹내장은 안압이 높은 사람만 걸린다고 생각해서 녹내장 검사도 안압검사가 중심을 이루었다.

그런데 최근 들어서는 일본인 중에 안압이 높지 않은 정상 안압(또는 저안압)에서도 녹내장이 발생하는 경우가 많다는 사실이 밝혀졌다. 안압의 정상치는 10~21mmHg인데, 그 범위에 속하는데도 녹내장이 발병하고 있는 것이다.

이처럼 정상 안압에서도 녹내장이 발생하는 경우가 많다는 사실이 밝혀지면서 예전에는 발견되지 않았던 녹내장 환자가 새롭게 드러나면서 녹내장 환자 수가 늘어난 것이다. 앞에서 소개한 일본녹내장학회의 조사에서도 70%를 차지하는 개방우각형 녹내장을 앓고 있는 사람의 대다수가 안압이 21mmHg 이하의 정상 안압 타입이었다고 보고되고 있다.

안압이 정상인 사람과 높은 사람의 비율을 비교하면, 대부분의 사람이 정상이다. 정상 안압의 사람이 녹내장에 걸린 확률은 안압이 높은 사람이 녹내장에 걸린 확률보다 훨씬 적지만, 정상인의 총 숫자가 많기 때문에 발병 수를 비교해봤을 때는 정상 안압 녹내장 쪽이 많다.

낮은 안압에서도 왜 시신경이 손상되어 녹내장에 걸리는지 그 원인은 아직 명확하게 밝혀지지 않았다. 시신경이 원래 약하다든가, 혈행 장애가 있다면 비록 안압이 낮더라도 그 사람의 입장에서는 높은 안압 이라는 등의 이유를 생각할 수도 있다.

참고로, 정상 안압 녹내장 검사에는 안압검사 외에 안저나 시야 검사 가 필요하다.

왜 녹내장에 걸려도 알아채지 못하는가

왜 녹내장에 걸려도 많은 사람들이 이를 방치할까? 가장 큰 이유는 본인 스스로 알아채지 못하기 때문이다.

눈을 감고 눈꺼풀 위부터 손가락으로 눈을 쓰다듬으면 의외로 안구 가 딱딱하다는 사실을 알 수 있다. 이는 안구의 중심부에서 바깥쪽으 로 안압이 가해지기 때문이다.

안압은 안구 내의 모양체에서 만들어지는 방수라는 투명한 액체에 의해 결정되며, 눈이 최상의 상태에서 기능하도록 안구의 형태를 보호 해준다. 혈관이 없는 각막이나 수정체 등 눈의 전반 부분에는 방수가 영양을 보내고 있다.

그런데 어떤 이유로 인해 이 방수의 흐름이 나빠지거나 방수가 원활 하게 배출되지 않고 전안방에 쌓이면 안구 전체의 안압이 높아진다. 시 신경 유두는 구조적으로 안압에 약해 압박을 받으면 시신경의 혈류가 나빠지고 시신경이 차차 말라서 죽게 된다. 그 결과, 시신경이 손상되어 시야가 보이지 않게 되는 병이 바로 녹내장이다.

카페인, 흡연이 안압을 높이는 주범이다

녹내장은 그 원인이 아직 완전히 규명되지 않은 병이지만, 필자는 생활습관이 커다란 영향을 미친다고 보고 있다. 녹내장의 위험인자에는 비만, 관절염, 고혈압 등이 있다. 또한 안압을 높이는 인자로는 카페인, 흡연이 있으며, 안압을 낮추는 인자로는 운동, 비타민B_6·C·E 등이 있다.

녹내장에 걸린 사람의 경우는 비타민A나 B_1이 부족한 경향을 볼 수 있다. 또한 생선 지방이나 차조기 기름에 많은 알파리놀렌산계(n-3계) 지방산을 많이 섭취하고 있는 이뉴잇 족(에스키모)은 녹내장 발병이 세계에서 가장 적은 민족이자 동시에 동맥경화 발병도 적다는 사실이 잘 알려져 있다.

황반변성증의
원인과 증상

황반변성증, 급증하는 눈의 생활습관병이다

미국에서 황반변성증(가령성 황반변성증)은 성인의 실명 원인 중 첫 번째를 차지한다. 참고로, 미국에서 황반변성증은 남성이 여성보다 3배 정도 많이 발병한다고 한다. 일본에서도 최근 고령 인구가 급증함에 따라 황반변성증 환자가 늘어나고 있다.

황반변성증은 망막 중에서도 사물을 보는 중심인 황반부에 이상 혈관인 신생혈관이 침입해 부종이나 출혈을 일으키고, 이것이 증식함으로써 황반부를 손상시켜 시력이 저하되는 질환이다.

일본에서 황반변성증은 과거에는 드문 질환이었지만, 최근 십수 년

사이에 크게 늘어나고 있다. 연령상으로는 30~60세에 발병하고, 60대 이후에 급증하는 경향을 보인다. 실명의 원인이 되는 질환 중에서 이환자(罹患者)가 차지하는 비율이 가장 높다. 덧붙여, 실명 원인이 되는 질환으로 1위는 당뇨병성 망막증이다.

사물을 보는 망막 중심부가 손상되는 병이다

황반변성증이 어떤 병인지 좀 더 자세히 알아보도록 하자.

망막의 중심에는 황반부라 부르는 부위가 있다. 여기가 사물을 보는 중심으로, 사람의 시력을 결정한다. 이 황반부의 뒤쪽에 새로운 혈관이 생기는 질환이 바로 황반변성증이다.

새롭게 생긴 신생혈관은 급조된 비정상적인 혈관이다. 망막은 황반부에서 나온 시신경 섬유가 시신경 쪽으로 집중해 있으며, 원래 혈관이 없는 부위이다. 그런데 황반부에 어떤 이상이 생기면 여기에 영양을 주려고 맥락막에서 신생혈관이 뻗어 나온다.

이 신생혈관은 급조되었기 때문에 원래 있는 동맥이나 정맥 등의 다른 혈관과 달리, 구조적으로 취약하고 쉽게 파괴된다. 즉 쉽게 출혈한다는 결점을 갖고 있는 것이다. 신생혈관에 출혈이 생기면 핏덩어리가 생기고, 황반부는 원반 모양으로 부풀어 올라 망막에 장애를 일으킨다.

거기서 더 많은 출혈이 생기면, 혈액을 보충하기 위해 또다시 신생혈관이 만들어지고, 이에 따라 다시 출혈이 생기는 악순환이 초래된다. 이 같은 병소(病巢)가 시신경의 유두부에까지 미치는 경우도 종종 볼 수 있는데, 그렇게 되면 황반부에 있는 세포의 기능이 저하된다. 그 결과, 보려고 하는 중앙 부분이 장애를 받아 사물이 일그러져 보이거나 시력이 저하되는 등의 증상이 나타난다. 어느 때는 중앙 부분이 어둡게 보이는 경우도 있다. 그러다 마침내는 시야의 중심부가 거의 보이지 않게 되어 최악의 경우에는 실명에 이르는 수도 있다.

황반변성증은 보통 한쪽 눈부터 시작되지만, 두 눈이 동시에 일어나는 경우도 있다. 황반변성증이 한쪽 눈에 일어난 경우에는 4년 이내에 23%의 사람이 다른 쪽 눈에도 발병한다고 한다.

또한 앞의 백내장 부분에서도 이미 설명했지만, 황반변성증은 백내장과 관련이 있다. 가벼운 백내장을 앓고 있는 사람의 경우에는 황반변성증에 걸릴 확률이 80%나 증가하고, 수정체가 심하게 혼탁한 중증 백내장 환자의 경우에는 그 확률이 50%나 증가한다. 그리고 백내장 수술을 받은 사람은 망막이 급격하게 노화되기 쉬워 황반변성증에 걸릴 위험이 200%나 증가한다는 보고도 있다. 그러나 현재처럼 자외선 차단이 되어 있는 안내 렌즈를 삽입하는 경우에는 그 위험성이 경감된다.

황반변성증의 급증, 서구화된 식습관이 원인이다

황반변성증의 발병 원인은 아직 분명하게 밝혀지지 않았지만, 망막에 있는 지질이 활성산소로 인해 산화되어 유해한 과산화지질로 바뀌고, 이 과산화지질에 의해 망막의 황반부가 변질되어 눈에 장애가 일어나는 것으로 보고 있다.

필자는 서구화된 식생활로 인해 혈류의 흐름이 나빠졌다는 점도 황반변성증이 증가하게 된 이유와 관련이 있다고 생각한다. 황반부는 눈속에서 혈액순환에 가장 많이 의존하고 있는 부위이다.

그리고 필자는 앞에서 말한 것처럼 활성산소의 영향도 크다고 본다. 현대인의 생활환경에는 과식, 과도한 스트레스, 환경오염 화학물질, 자외선의 증가 등 활성산소가 몸속에서 과도하게 생성되기 쉬운 요인이 많으므로 황반변성증의 급증에는 이런 점도 관련되어 있다고 생각할 수 있다.

자외선의 경우, 여름에 강렬하게 내리쬐는 햇볕에 닿은 사람은 황반변성증의 발병이 2배로 늘어나고, 반면에 모자나 선글라스를 착용한 사람은 발병 정도가 40%나 저하된다는 보고가 있다. 동물실험에서도 가시광선의 영향은 증명되었다.

흡연의 경우에는 망막의 혈액순환을 13%나 저하시킨다. 흡연 습관이 있는 사람은 비흡연자보다 2.5배나 발병률이 높고, 발병하는 평균연령도 비흡연자가 71세인 데 반해 흡연자는 64세로 무려 7년이나 빠르다.

황반부는 시력과 가장 관련이 깊은 부위이다. 그런 이유 때문인지 황반부는 몸속에서 신진대사가 가장 활발한 조직이며, 동시에 활성산소도 가장 많이 생성되는 곳이다. 따라서 항산화물질인 비타민C나 미네랄 아연이 가장 많이 존재하는 부위이다. 그런데 흡연은 체내에서 비타민C를 다량으로 소비시키기 때문에 황반변성증 발병의 위험인자가 된다고 말할 수 있다.

이들의 영향과 망막 신경세포의 노화가 겹쳐져 맥락막에서의 혈관 침입이 일어나고, 망막의 변성을 일으키는 병이 바로 황반변성증이라고 보고 있다.

황반변성증 발견법

앞에서 말한 것처럼, 황반부에 이상이 생기면 사물이 일그러져 보인다. 암슬러 격자(Amsler grid)라는 68페이지 그림을 사용하면 이 같은 이상을 쉽게 발견할 수 있다. 암슬러 격자 그림은 가로세로로 선이 그려진 그림이다. 20~30cm 정도 떨어져 한쪽 눈으로 중앙에 있는 점을 응시했을 때 선이 똑바로 보이면 정상이고, 휘어지거나 일그러져 보이면 황반부의 이상이 의심된다.

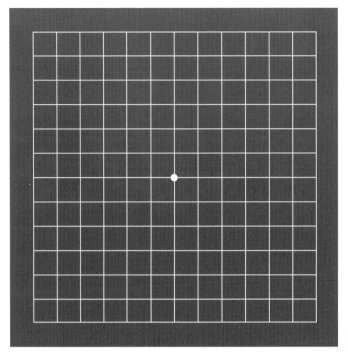

암슬러 격자

생활습관병으로 생기는
기타 눈 질환들

당뇨병성 망막증, 합병증으로 생긴 눈 질환이다

당뇨병으로 혈당치가 높은 상태가 지속되면, 합병증으로 눈 질환에 걸린다. 이런 눈 질환 중 하나가 망막증이다. 망막증에 걸리면 시력이 저하되어 잘 보이지 않거나, 눈앞에 검은 것이 보이는 등의 증상이 나타난다. 여기서 병이 좀 더 진행되면 안저출혈을 일으켜 실명하게 된다.

당뇨병성 망막증은 초기 단계인 단순망막증에서 시자해 전(前)증식망막증을 거쳐 증식망막증으로 진행된다. 단순망막증, 전(前)증식망막증에서는 망막 내에 출혈이나 백반(白斑) 등의 병변이 나타나고, 증식망막증이 되면 병변이 유리체까지 미친다.

초기 단계라면 시력에 대한 장애 없이 치료가 가능하지만, 병이 진전되면 치료가 어려워질 뿐 아니라 실명 위험도 커진다. 그 밖에 당뇨병에 의한 눈 합병증으로 백내장 역시 빨리 진행된다.

안저출혈, 다양한 눈 질환의 원인이다

안저출혈에는 당뇨병성 망막증 외에 나이가 들어감에 따라 황반부가 변성되는 가령성 황반변성증에 의한 것, 고혈압·동맥경화가 원인인 것, 망막정맥분지 폐색증 등에 의한 것 등이 있다.

망막의 세동맥은 동맥경화나 고혈압에 의해 가늘어진다. 세동맥의 동맥경화가 진행되어 혈압이 아주 높은 상태가 되면, 안저에 백반이 보이게 되는데, 이는 혈관에서 내용물이 스며 나오기 때문이다. 또한 망막의 출혈, 부종도 일어난다. 여기에 혈압이 높으면 시신경 유두 주위가 부어오른다.

그 밖에 안저출혈은 거미막하 출혈이나 백혈병, 재생불량성 빈혈 등과 같은 전신적 질병에 의해서도 일어날 수 있고, 심근경색을 예방하기 위해 복용하는 항혈액응고제에 의해서도 나타날 수 있다. 또한 공에 맞거나 누군가에 의해 강타당하는 등의 외상에 의해서도 안저출혈이 일어날 수 있다.

중심성 망막염

지나치게 잠을 많이 잔 뒤에 눈꺼풀이 붓는 증상(안검부종)은 일어나서 2~3시간 정도 지나면 자연스럽게 가라앉고, 눈을 심하게 비빈 후에 붓는 증상 역시 몇 시간이 지나면 사라진다.

그러나 똑같이 눈이 붓는 증상이라 해도 사물을 보는 데 가장 중요한 망막의 황반부가 붓는 중심성 망막염은 주의를 요한다. 자칫하면 시력 저하로 이어질 수 있기 때문이다. 중심성 망막염은 한쪽 눈에 쉽게 일어나고, 중년 남성에게서 쉽게 찾아볼 수 있다. 이상이 없는 쪽 눈을 감고, 중심성 망막염에 걸린 쪽 눈으로 보면 흐릿하게 보이거나 일그러져 보이고, 좌우 크기가 달라 보인다.

중심성 망막염의 발병 원인으로는 스트레스와 과로를 꼽을 수 있는데, 혈액순환이나 수분 대사가 좋지 않은 점이 영향을 미치는 것으로 보고 있다.

눈이 부어도 혈액순환이나 수분 대사가 순조롭다면 여분의 수분은 혈류를 타고 배설된다. 그러나 혈액순환이나 수분 대사가 좋지 않으면 혈액이나 수분은 정체되어 부기가 언제까지나 가라앉지 않는다. 따라서 식습관과 수분의 섭취방법을 고쳐서 혈액순환이나 수분 대사를 순조롭게 하면 확실하게 개선된다.

결막하 출혈(흰자위 출혈)

유행성 결막염에 걸린 것도 아니고 눈에 외상을 입은 것도 아닌데, 수면 부족이나 피로가 계속되었을 때나 음주 후에 흰자위(안구결막)가 출혈해 빨갛게 되는 경우가 있다. 이것이 바로 결막하 출혈이다. 그러나 누구나 결막하 출혈이 되는 것은 아니다. 혈액의 흐름이 좋지 않고 혈관이 잘 끊어지는 사람이 결막하 출혈이 되기 쉽다.

결막하 출혈이 자주 일어나는 사람의 식습관을 조사해보면, 육류나 고지방 음식, 설탕, 카페인 음료나 알코올 음료 등을 많이 섭취하는 경향을 보인다. 또한 이들은 운동 부족이거나 에어컨을 자주 사용하거나 스트레스가 많다는 등의 특징을 지니며 두통, 어깨 결림, 요통, 냉증 등을 호소한다. 이들의 결막 혈관을 살펴보면 흐름이 매우 원활하지 못하다는 것을 알 수 있다.

결막하 출혈은 안저출혈과 달리 시력의 저하나 다른 쪽 눈의 발병으로는 이어지지 않지만, 재발하기 쉽고 몸의 컨디션도 좋지 않아 건강의 적신호라고 볼 수 있다.

채소 위주의 식사를 하고 잘못된 생활습관을 고침으로써 혈류를 좋게 한다면 결막하 출혈이 재발하는 일은 없어질 것이다.

비문증, 혈액순환과 수분 대사가 원인이다

실재하지도 않는데 마치 눈앞에 모기가 날아다니고 있는 듯이 보이는 것이 비문증(飛蚊症)이다. 비문증은 눈동자의 뒤쪽에 위치한 유리체가 어떤 이유로 인해 흐려져 그 그림자가 비쳐 보이는 질환이다.

비문증의 원인은 유리체의 변성이나 노화라고 보는데, 필자는 혈액순환이나 수분 대사가 좋지 않아 발병한다고 생각한다. 왜냐하면, 혈액순환이나 수분 대사를 개선시킬 목적으로 식사요법을 실시하면 비문증 증상이 사라지기 때문이다.

또한 비문증은 망막 박리(안구의 내벽을 덮는 막이 벗겨진 상태)나 안저출혈에 의해 발생하는 경우도 있으므로 갑자기 비문증이 나타났다면 안저검사를 받는 것이 좋다.

산립종, 단것과 기름진 음식이 원인이다

눈꺼풀(안검)에는 지방을 분비하는 마이봄선(線)이라는 피지선이 있는데, 이는 눈물이 금방 마르지 않도록 눈 표면에 지방으로 된 막을 덮기 위해서다.

이 피지선이 지방 등의 분비물에 의해 막히면 눈꺼풀 속에 반원구 모양의 덩어리가 생긴다. 이것이 바로 산립종(콩다래끼)이다. 급성 산립종은 빨갛게 부어 다래끼(맥립종)로 착각하기 쉽지만, 이 둘은 전혀 다른 질환이다.

산립종은 수술을 통해 제거하면 되지만 수술로 제거해도 자꾸 생기는 사람이 있다. 이런 사람의 경우 몇 번이나 수술을 반복하면 마이봄선에서 더 이상 지방을 분비하지 않게 되어 안구건조증에 걸리기 쉬우므로, 수술하지 않고 치료하는 것이 보다 바람직하다고 볼 수 있다.

산립종 역시 눈의 혈액순환이 좋지 않은 점이 그 원인으로 작용한다. 단것, 기름진 음식, 카페인 음료나 알코올 음료를 좋아하는 사람에게 생기기 쉬운 경향이 있다. 그러므로 이런 음식들을 삼가고 식사에 주의를 기울여 현미채식 위주의 소식을 하면 증상이 개선된다.

이 같은 식생활이 얼마나 중요한지는 이 질환에 걸린 10세 이하의 아이들이 하루 이틀 만에 치료되는 경우가 많은 데 비해, 성인은 치유기간이 반년 혹은 일 년 정도 걸리는 경우가 많다는 점에서도 쉽게 알 수 있다. 왜 아이들은 쉽게 낫는데 성인은 그렇지 못한 걸까?

그 까닭은 아이들은 신진대사가 좋고 부모가 음식이나 음료수를 제한하면 멋대로 먹는 일이 불가능하지만, 성인은 운동 부족으로 비만 가능성이 있는 데다 식사에 대한 주의도 자기 본위대로 해석하고 좀처럼 지키지 않기 때문이다. 성인이라도 단것이나 기름진 음식을 일절 입에 대지 않는다면 아주 빨리 치료된다.

첩모난생증, 몸 상태 악화와 암의 전조증상이다

첩모난생증은 속눈썹(첩모)이 나는 방향이 제멋대로인 상태를 가리킨다. 상하 양쪽의 속눈썹에 생기는 경우가 있는데, 속눈썹이 안구 쪽을 향해 나기 때문에 각막에 닿아 짜증나고 답답한 질환이다. 증상이 심해지면 아파서 견딜 수 없게 된다.

첩모난생증의 원인으로는 눈꺼풀의 혈류가 나빠져 원래는 혈액이 흐르지 않아야 할 곳에 흘러서, 보통은 속눈썹이 나지 않는 곳에까지 속눈썹이 자라기 때문인 것으로 보인다.

이런 속눈썹을 뽑는 일은 간단하지만, 혈류를 원활하게 흐르도록 해주지 않으면 또다시 자라난다. 첩모난생증은 몸의 컨디션이 악화되거나 암의 전조증상에 의해 생겨나는 것이므로, 그저 속눈썹이 제멋대로 자라나는 병이라고 우습게 여겨서는 안 된다.

Part 3

'눈의 종합의학', 눈 질환을 고치는 열쇠

눈 건강을 지키고 질병을 예방, 개선하기 위해서는
종합의학의 관점에서 눈을 바라볼 필요가 있다.
필자는 이를 '눈의 종합의학'이라고 부른다.
'눈의 종합의학'이란 생활 전반에서
그릇된 생활습관을 고치고 좋은 생활습관을 익혀서
몸 전체를 건강한 상태로 만들어 눈 질환을 개선하려는 것이다.

눈 건강을 지키는
식생활 습관

건강은 식사, 운동, 마음의 균형을 유지하는 것이 중요하다

건강하려면 식사, 운동 그리고 마음의 균형을 유지하는 것이 중요하다. 몸에 좋은 음식을 먹는 것도 물론 중요하지만, 운동도 절대 빼먹어서는 안 된다. 또한 마음 상태도 매우 중요하다. 고민이나 스트레스가 많은 생활은 건강을 해칠뿐 아니라 질병을 일으키는 원인을 제공하기도 한다. 그러므로 휴식이나 수면을 충분히 취해 피로가 쌓이지 않도록 해야 한다.

쾌면, 쾌식, 쾌변이 가장 간단한 건강의 지표가 된다. 이는 또한 눈 건강을 지키고 눈 질환을 예방, 개선하기 위한 기본이 되기도 한다.

'눈의 종합의학'이란

눈 건강을 지키고 질병을 예방, 개선하기 위해서는 종합의학의 관점에서 눈을 바라볼 필요가 있다. 필자는 이를 '눈의 종합의학'이라고 부른다.

눈의 종합의학이란 생활 전반에서 그릇된 생활습관을 고치고 좋은 생활습관을 익힘으로써 몸 전체를 좋은 상태로 만들어 눈 질환을 개선하려는 것이다. 그리고 여기서 중심이 되는 것이 바로 식생활이며, 운동이나 스트레스 대책도 그중의 하나다.

그러므로 근본적으로는 몸의 종합의학과 별다른 차이점이 없지만, 몸의 종합의학에서 특히 눈에 주안점을 두고 이에 맞는 최적의 대책을 세우려는 의학이라 정의할 수 있다. 예를 들어, 눈 질환의 예방, 개선을 위해서는 식사와 운동, 마음의 상태를 개선하는 것에 주안점을 두고, 부수적으로 한약을 복용하거나 영양보조식품을 복용하는 경우가 있다. 또한 눈 주위를 자극하는 것도 도움이 된다.

혈액을 맑게 하는 것 VS. 탁하게 하는 것

맑고 깨끗한 혈액이 원활하게 흐르는 것은 건강을 유지하고 질병을 예방하는 가장 중요한 조건으로, 이는 눈의 경우도 마찬가지라고 제2

장에서 이미 설명했다. 혈액을 맑게 하는 생활습관과 탁하게 하는 생활습관에는 각각 다음과 같은 것이 있다.

■ 지나친 카페인 섭취, 혈액을 탁하게 한다

현대인의 혈액을 탁하게 만드는 가장 큰 원인으로는 카페인 음료의 과다 섭취를 꼽을 수 있다.

카페인이 들어간 음료는 녹차, 커피, 우롱차, 홍차 등이 있다. 차를 마시는 문화는 오늘날 우리의 생활에 깊숙이 침투해 있으며, 카페인이 들어간 캔 음료나 페트병 음료도 범람하고 있다. 현대인들은 카페인 음료투성이의 세상에서 살고 있다고 말해도 결코 과언이 아닐 정도다.

이에 따라 섭취하는 수분의 대부분을 카페인 음료에 의존하고 있는 사람들이 매우 많다. 때문에 현대인 둘 중 하나는 카페인 중독자라고 한다. 또한 두통약에도 비교적 많은 카페인이 들어 있으므로 두통약을 상용하는 것도 카페인 중독의 원인이 된다.

카페인에는 이뇨작용이 있으므로 카페인이 들어간 음료를 많이 마시면 탈수증상이 일어나고 안구 속의 수분도 빼앗긴다. 흔히들 카페인 음료를 마시면 배뇨가 촉진되므로 몸에 이롭다고 착각하기 쉬운데, 지나치게 많이 마시면 문제가 발생한다. 이뇨가 촉진되는 것 자체는 좋지만, 과도하게 배설되어 결과적으로 몸속에 수분이 부족한 탈수증상을 일으키기 때문이다.

그 밖에 카페인에는 부정맥이나 불면증을 일으키는 부작용이 있다

▚ 혈액을 맑게 하는 생활습관

- 수분을 충분히 섭취한다.
- 적당한 운동을 한다.
- 채소를 충분히 섭취한다.

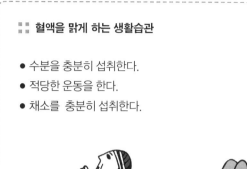

▚ 혈액을 탁하게 하는 생활습관

- 수분을 적게 섭취한다.
- 카페인 음료를 많이 마신다.
- 냉방이 잘 되는 생활을 한다.
- 스트레스를 많이 받는다.
- 단것, 기름진 음식을 자주 먹는다.

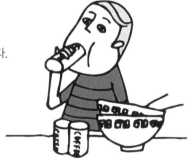

:: 카페인 함유량(100ml 중)

옥로차(玉露茶)	160mg	우롱차	20mg
전차(煎茶)	20mg	원두커피	40mg
엽차	10mg	인스턴트커피	16mg
호지차	20mg	두통약	100mg

:: 카페인의 주요 부작용

불면증, 원인불명의 부정맥, 탈수증상

는 점에서도, 카페인이 들어간 음료를 지나치게 많이 마시지 않도록 주의해야 한다. 특히 심장이 좋지 않은 사람이나 불면증이 있는 사람은 마시지 않는 것이 좋다.

■ 생수와 감잎차를 하루에 1.5∼2ℓ 마시면 혈액이 맑아진다

건강을 유지하고 질병을 예방하기 위해서는 수분 섭취도 매우 중요하다. 그렇다고 해서 어떤 음료든 많이 마시면 좋다는 말은 아니다. 카페인 음료나 알코올 음료(술)는 이뇨작용이 강하므로 수분 섭취를 주로 카페인 음료나 알코올 음료에 의존한다면 수분을 많이 섭취한다고 해도 탈수해 몸은 건조한 상태가 된다.

이뇨작용이 강한 카페인 음료를 많이 마시는 사람은 마신 직후에는 괜찮지만 그 뒤에는 눈 상태가 나빠지는 사람이 많다. 커피나 녹차, 홍

차 등과 같은 카페인 음료는 이뇨작용이 강하므로 쉽게 탈수를 일으키고 혈액을 탁하게 만든다. 이는 알코올 음료 역시 마찬가지다. 따라서 혈액을 맑고 깨끗하게 유지하기 위해서는 수분을 충분히 섭취하는 것이 중요하지만, 어떤 종류의 수분을 섭취하는가 하는 문제 역시 매우 중요하다고 할 수 있다. 맑고 깨끗한 혈액을 유지하기 위해 가장 좋은 음료는 생수와 감잎차다.

정수기에서 여과한 생수와 감잎차를 하루에 소량씩 총 1.5~2ℓ를 마시면 좋다. 또한 채소도 귀중한 수분 섭취원이므로 수분 섭취를 위해 채소를 듬뿍 먹는 것이 중요하다.

눈 질환 치료, 식생활을 개선하는 식사요법이 기본이다

눈 질환을 개선하는 식사요법의 기본은 혈액을 정화시키는 데 있다. 다음 페이지의 표에 제시된 것처럼 현미채식을 기본으로 삼고, 늘 먹으면 좋은 주식, 늘 먹으면 좋은 부식, 최소한으로 줄여야 하는 음식, 피해야 하는 음식으로 나눈다.

곡류는 정제하지 않은 것을 주식으로 삼고 채소, 해조류, 어패류 등을 중심으로 섭취한다. 채소는 날것 그대로 섭취하는 것이 좋다. 될 수 있는 한 피해야 할 음식 중에는 정제한 곡류(백미, 정제 빵 등)나 육류, 햄·소시지류, 튀김이나 튀긴 음식처럼 기름으로 조리한 음식, 카페인이

늘 먹으면 좋은 주식	현미·발아현미, 배아정미, 잡곡류, 현메밀(메밀의 원료), 미정제 빵 등
늘 먹으면 좋은 부식	유기농 채소, 해조류(다시마 등), 콩류, 어패류(흰살 생선·멸치·정어리·고등어 등), 여과한 물(생수), 약초 차(감잎차 등) 등
최소한으로 줄여야 하는 음식	계절 과일, 천연 벌꿀, 기름(차조기 기름·참기름·아마인유·올리브유 등) 등
피해야 하는 음식	백미, 정제 빵, 정제 면류, 육류, 햄, 소시지, 어묵 제품, 튀김, 튀긴 음식, 백설탕, 화학조미료, 커피, 홍차, 코코아, 주스, 아이스크림, 과자류, 첨가물, 인공착색료, 수돗물, 술 등

들어간 음료수, 과자류, 첨가물이나 인공착색료를 사용한 가공식품 등이다.

영양적인 면에서 눈은 신체기관 중에서도 영양소를 가장 많이 소비하고 필요로 하는 기관이다. 특히 비타민C, 효소, 아연 등을 대량으로 소비한다. 각종 비타민, 미네랄류를 적절하게 보충하기 위해서도 앞에서 열거한 정제하지 않은 곡류나 채소, 해조류, 어패류를 늘 먹는 것이 중요하다.

눈 건강을 위해
버려야 할 습관들

마이너스 건강법, 몸에 나쁜 것부터 끊자

오늘날에는 영양 섭취의 필요성을 강조하는 정보들이 넘쳐나고 있다. 이에 따라 누구나 몸에 좋은 것을 섭취하는 데는 적극성을 띤다. 하지만 자신이 좋아하는 것이 정작 질병의 원인이 되는 경우가 많다. 담배를 즐기는 사람은 담배가, 술을 즐기는 사람은 술이, 단것을 좋아하는 사람은 단것이 바로 질병의 원인이 된다. 그리고 좋아하는 것을 끊는 일은 매우 어려운 법이다. 인간은 본래 좋아하는 것을 쉽게 그만두지 못하는 속성을 지니고 있다.

즉, 이 말은 건강을 위해 플러스 방향으로 무언가를 하는 것은 비교적 쉽지만, 마이너스 방향으로 무언가를 그만두는 것은 매우 어렵다는 뜻이다.

85페이지에 적극적으로 먹으면 좋은 음식과 피해야 하는 음식을 표로 제시했다. 이 표를 보고 우선 피해야 할 음식을 먹지 않는 일부터 시작하는 것이 바로 눈의 종합의학의 기본이며 출발점이라고 할 수 있다.

금주, 금연을 한다

식사에 속하지는 않지만, 눈 질환을 예방, 개선하고픈 사람은 우선 금주, 금연을 해야 한다. 앞에서 말한 것처럼, 알코올에는 이뇨작용이 있으므로 탈수를 일으켜 혈액을 탁하게 만드는 원인이 된다. 또 알코올은 신경독이기도 하므로 눈 건강을 지키기 위해서는 과음하지 말아야 한다.

또 흡연은 혈관을 수축시켜 피의 흐름을 나쁘게 하고 동맥경화를 진행시키기 때문에, 몸의 건강은 물론이요 눈 건강에도 크나큰 적이라 할수 있다. 또한 안압을 올리는 원인이기도 하며, 부정맥의 원인이 되기도한다. 더욱이 흡연은 몸속의 비타민C를 대량으로 소비시킨다는 점에서도 눈 건강을 해치는 요인이다.

■ 애주가나 흡연자에게는 약이 잘 듣지 않는 경우가 있다

알코올이나 흡연과 관련해 애주가나 흡연자가 약을 복용하는 경우에는 그 약이 잘 듣지 않거나 지나치게 약이 잘 듣는 경우가 있다. 이는 알코올이나 흡연이 약의 대사 속도를 변화시키기 때문이다.

예를 들어, 술을 많이 마시는 사람에게는 마취약이나 당뇨병 관련 약, 항혈전제 등이 잘 듣지 않지만, 감기약의 주성분인 아세트아미노펜의 경우는 지나치게 약효가 발휘되는 경향이 있다.

흡연을 많이 하는 사람에게 어떤 종류의 혈압강하제나 해열제, 진통제, 항우울제 등은 약효가 떨어져 잘 듣지 않는다.

눈의 생활습관병이 있는 사람에게 당뇨병이나 동맥경화와 같은 질병을 갖고 있는 경우가 적지 않다. 음주나 흡연 습관이 있는 사람이 이들 질환으로 약을 복용할 때는 특히 주의가 필요하며, 이런 점에서도 무엇보다 금주, 금연이 요구된다.

단것, 기름진 음식을 먹지 않는다

단것이나 기름진 것도 먹지 말아야 하는 식품 중에 으뜸으로 꼽힌다.

설탕이나 기름진 음식을 지나치게 많이 섭취하는 것은 눈 건강은 물론이요, 몸의 건강을 해치는 가장 큰 적이 된다고 해도 과언이 아니다. 이는 혈액을 탁하게 만들고, 혈류를 나쁘게 만드는 원인이 된다. 과자나 튀김, 튀긴 음식 등 기름을 사용한 식품은 될 수 있는 한 피하도록 한다. 특히 눈 질환이 있는 사람은 될 수 있는 한 먹지 않는 것이 좋다.

시판되는 단것의 대부분은 백설탕을 사용한 음식들이다. 과자 이외의 가공식품에도 설탕이 많이 사용되고 있지만, 과자가 아니라는 점 때문에 크게 신경을 쓰지 않고 먹는 경우가 많아 설탕을 과다하게 섭취하는 하나의 원인이 되고 있다. 지나친 설탕 섭취를 피하기 위해서도 가공식품은 먹지 않는 것이 좋다.

또한 가공식품은 트렌스지방을 사용한다는 점에서도 먹지 말아야 할 음식이다.

육식을 삼가한다

끊어야 할 것 중 으뜸이 술과 담배라면, 육식 또한 혈액을 탁하게 만드는 전형적인 식습관이라고 할 수 있다.

육식은 장내세균총(장 속에 서식하는 세균 집단)의 균형을 무너뜨리고, 유해한 세균이 번식하는 원인이 되며, 이들 유해 세균은 암을 발생시키는 원인이 되기도 한다. 또한 숙변이 쌓이는 원인이 되기도 하는데, 육식으로 인한 숙변은 최악이라 할 수 있다.

고기는 장 속에서 부패되어 아민류를 생성한다. 이 아민류가 장내세균총의 균형을 깨뜨리고 유해한 세균을 번식시킨다.

그리고 이들 물질이나 노폐물이 장의 혈관에서 재흡수되어 오염된 혈액이 온몸을 돌아 다양하고 불쾌한 증상을 일으키며, 더 나아가 갖가지 질병의 발생에 영향을 미친다.

피해야 하는 식품에 유의하자

피해야 하는 식품은 백미와 정제한 곡류로 만든 빵이나 면류, 햄, 소시지, 어묵 등과 기름으로 조리한 음식, 주스나 콜라 등 당분이 많은 음료수 등이다. 눈 질환을 치료하고 있는 사람은 이런 식품을 되도록이면 피해야 한다. 최소한으로 줄여야 하는 식품은 과일, 천연 벌꿀, 기름 등이다.

과일이나 천연 벌꿀에 포함되어 있는 당분은 설탕의 자당과는 다르지만 지나치게 섭취하면 좋지 않다. 눈 치료에는 철저하게 당분을 삼가는 것이 중요하므로, 과일이나 천연 벌꿀이라 하더라도 섭취를 최소한으로 억제하는 것이 좋다.

눈 건강을 위한
영양 비율

주식, 정제하지 않은 곡류를 먹는다

주식으로 삼아야 할 곡류는 현미나 발아현미와 같이 정제하지 않은 것이 좋다. 곡류는 정제할 때 제거되는 배아나 겨의 부위에 영양이 듬뿍 담겨 있으며, 현미의 배아나 겨의 부위에는 비타민류를 비롯한 영양소가 풍부하게 들어 있다.

백미와 비교해볼 때, 현미에는 비타민B$_1$이나 비타민E가 백미의 4배 이상, 비타민C는 2배, 지질·철·인은 2배 이상, 식이섬유도 4배 이상이나 함유되어 있다. 즉 백미를 먹는다는 것은 극단적으로 말하면 영양소를 버리고 남은 찌꺼기만 먹는 꼴이라고 할 수 있다.

현미뿐 아니라 조, 피와 같은 잡곡을 섞어 먹는 것도 좋은 방법이다. 요즘에는 이를 브랜드화한 오곡미나 십곡미 등도 널리 시판되고 있으므로 이것을 이용하는 것도 좋다.

주식으로 빵이나 메밀을 먹는 경우에도 정제하지 않은 곡류로 만든 것을 먹는다.

부식, 동물성 단백질 1 : 식물성 단백질 1 : 채소 3 비율로 먹는다

앞에서 늘 먹어야 하는 식품으로 생선, 콩류, 채소, 해조류를 꼽았다. 생선은 동물성 단백질 식품이고, 두부나 낫또 등의 콩류는 식물성 식품이다. 이들의 양(그램 수)을 동물성 단백질 1, 식물성 단백질 1, 채소 3의 비율로 섭취하는 것이 이상적이다. 그렇게 한다면, 눈은 물론이

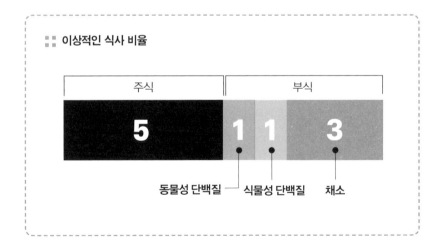

고 몸에도 좋은 영양상의 균형을 유지할 수 있다. 또한 주식의 양은 이들 부식에 대해 5의 비율로 하는 것이 이상적이다.

음식은 꼭꼭 씹어서 먹는다

식사는 잘 씹어 먹는 것이 중요하다. 잘 씹어 먹으면, 침과 위의 소화효소·소화 호르몬의 분비가 촉진된다. 음식물을 먹으면 위가 활동하기 시작하는데, 위뿐 아니라 동시에 장과 간, 담낭, 췌장 등과 같은 소화·호흡에 관계하는 장기 전부가 활동을 시작한다.

급하게 빨리 먹게 되면, 이들 내장에 부담을 가하게 된다. 그러므로 내장을 보호하기 위해서는 천천히 꼭꼭 씹어 먹는 것이 중요하다. 그리고 음식물에 감사하는 마음을 가지자. 먹을 수 있다는 사실에 감사하는 마음을 갖는 것도 성공적인 식사요법을 위한 비결 가운데 하나다.

소식이
눈 건강을 지킨다

소식의 장점

영양은 사람이 살아가기 위해서 꼭 필요한 요소지만, 이 영양을 지나치게 섭취하면 오히려 건강을 해치는 결과를 낳는다. 먹거리가 넘치는 오늘날, 선진국의 문제는 영양 부족보다도 오히려 영양의 과잉 섭취에 있다.

과식으로 인해 몸의 상태가 나빠지고, 이것이 원인이 되어 다양한 질병들이 발생하고 있는 것이다.

예전에는 건강을 위해서 먹었다면 오늘날에는 오히려 얼마나 먹는 양을 줄이느냐에 따라 건강이 좌우된다. 예부터 "배의 8부만 차게 먹으면 무병장수한다"는 말이 있듯이, 건강과 장수의 비결은 소식(小食)에 있다. 눈 건강을 유지하거나 눈 질환을 개선·예방하기 위해서도 무엇보다 소식이 중요하며 소식이 요구된다.

100미터 달리기를 하거나 등산을 하기 전에 배부르게 먹는 사람은 없을 것이다. 배가 부른 상태로는 달리기나 등산이 힘들기 때문이다. 또 중요한 시험이나 중요한 사람과의 면담을 앞두거나, 남들 앞에서 연설이나 강연을 해야 할 경우에도 배부르게 먹는 사람은 많지 않을 것이다. 왜냐하면, 약간 모자란 듯이 먹어야 일이 수월하게 풀리기 때문이다. 그 편이 최상의 컨디션을 유지하는 데 도움이 된다는 사실을 경험적으로 알고 있기 때문이다. 즉 항상 몸을 최상의 상태로 유지하는 방법도 배의 8부, 즉 소식인 것이다.

눈 질환도 비만이나 비만에 의해 야기되는 고지혈증이나 고혈압 등이 커다란 영향을 미친다. 아무리 현미채식의 올바른 식생활을 실천한다 해도 과식을 한다면 비만이 해결되지 않고 콜레스테롤 수치도 내려가지 않는다. 즉, 눈 질환을 치료하기 위해서는 비만이나 고지혈증을 개선할 필요가 있다. 따라서 이를 위해서도 식사량은 줄이는 것이 좋다.

또한 소식을 할수록 질 좋은 식품을 섭취해야 한다. 질 좋은 식품이란 앞에서 말한 것처럼, 정제하지 않은 현미와 채소, 콩류 등을 말한다.

노인성 백내장, 20% 적게 먹으면 50% 감소한다

인간의 노인성 백내장과 아주 비슷한 병변을 일으키도록 만들어진 에모리 마우스를 사용해 실시한 동물실험에서, 먹이의 양을 20% 줄인 그룹은 평상시대로 먹이를 준 그룹에 비해 노인성 백내장(노인성 백내장과 아주 비슷한 병변)의 발병이 50% 이하로 억제되었다는 사실이 밝혀졌다.

여기서 20%로 양을 줄인 식사는 사람의 경우라면 배의 8부만 차게 먹는 식사에 해당한다. 이런 점으로 미루어 볼 때도 눈 건강을 지키기 위한 방법으로 배의 8부만 차게 먹는 식사가 효과적이라고 할 수 있다.

40% 식사 제한으로 수명이 연장된다

쥐를 이용한 실험에서 먹이의 양을 20% 줄인 그룹은 평상시의 양으로 먹이를 준 그룹에 비해 수명이 연장된다는 점이 확인되었다. 즉 배의 8부만 차게 먹는 식습관은 수명을 연장시킨다.

또한 통상적인 속도보다 빨리 노화되도록 만들어진 쥐를 사용한 실험에서도 먹이의 양을 40% 줄이자 수명이 연장되었다는 사실이 확인되었다. 이런 점으로 미루어 볼 때 우리 인간 역시 이미 노화가 진행되고 있는 경우라 해도 식사량을 40% 줄임으로써 수명을 연장시킬 수 있는 가능성이 있는 것이다.

식사량을 줄이면 수명이 연장된다는 사실은 인간과 가장 가까운 빨간털원숭이를 이용한 동물실험에서도 확인되었다. 유전자 연구가 발달하면서 노화에 관한 유전자도 점차 규명되고 있지만, 지금까지 수명을 연장하는 확실한 방법으로 확인되고 의학계에서 인정을 받고 있는 유일한 방법은 바로 식사량을 줄이는 것이다.

40% 식사 제한으로 신장 장애가 억제된다

또한 식사량을 40% 줄인 쥐의 실험에서도 신장 장애의 발병이 거의 완벽하게 억제되었다는 사실을 확인할 수 있었다.

신장은 심장에서 보내온 혈액에서 여분의 염분이나 노폐물을 걸러낸다. 나이를 먹으면 일반적으로 신장 기능이 약화되는데, 이는 신장 기능의 중심인 사구체가 딱딱해지기 때문이다. 사구체에는 수많은 모세

:: 소식의 효용

1 20%의 식사 제한으로 노인성 백내장 발병이 50% 이하로 억제되었다.

2 40%의 식사 제한으로 수명이 연장되었다.

3 40%의 식사 제한으로 사구체 경화에 의한 신장 장애가 거의 완벽하게 억제되었다.

혈관들이 있다. 높은 혈압이 가해져 파괴되었다, 치유되었다를 반복하는 동안에 점차 딱딱해지고, 거기에 염증이 가해지면 정상적으로 기능하는 사구체의 숫자가 줄어들게 된다.

신장은 생명을 유지하기 위해 간과 더불어 아주 중요한 장기이다. 그러므로 사구체가 정상적으로 기능하는 것은 건강을 유지하고 장수하기 위해 중요하다. 이러한 신장 장애의 발병이 거의 완벽하게 억제된다는 점에서도 소식의 효과가 잘 드러난다고 할 수 있다.

소식을 하기 위한 3단계 식사법

지금까지 삼가야 하는 식품, 적극적으로 먹어야 하는 식품, 주식이나 부식의 섭취방법을 살펴보았으므로, 이번에는 실제 식사법에 대해 이야기해 보기로 한다. 대부분의 현대인들은 과식을 하는 경향이 있는데, 되도록 소식을 하기 위해 3단계로 나눈 식사법의 개혁을 살펴보기로 하자.

■ 1단계 : 간식·야식을 끊는다

많은 현대인들이 과식으로 건강을 해쳐 몸의 이상이나 질병이 나타나지만, 대부분 이를 깨닫지 못한다. 깨닫는다 해도 지금까지 하루 세 끼, 게다가 간식·야식까지 챙겨 먹던 생활을 하루아침에 고친다는 것은 매우 어려운 일이다. 그러므로 우선은 간식이나 야식을 먹지 않는 것에서부터 시작하도록 한다.

야식을 먹는 습관이 있는 사람은 야식을 먹지 않으면 배가 고파 잠을 이루지 못할 수도 있다. 하지만 하루라도 괜찮으니 야식을 먹지 않고 자 보자. 그러면 다음날 아침에 일어났을 때 평상시보다 몸의 컨디션이 좋 다는 사실을 깨닫게 될 것이다.

그중에는 늘 먹던 야식을 끊으니 배가 고파서 오히려 컨디션이 안 좋 다거나 욕구불만이 생긴다고 말하는 사람도 있을지 모른다. 그런 사람 이라도 조금만 노력해서 일주일이나 열흘간 야식을 먹지 않는 생활을 계 속해보자. 아마 컨디션이 좋아지고 더 이상 야식을 먹지 않아도 공복감 을 느끼지 않게 될 것이다. 또 그만큼 체중이 줄어 몸의 컨디션이 좋아 지는 사람도 있을 것이다.

■ 2단계 : 배의 8부만 차게 먹는다

간식이나 야식을 먹는 습관을 고쳤다면 이번에는 배의 8부만 차도록 먹는다.

여기에서 배의 8부란 그 사람의 위 기능이 처리할 수 있는 양을 10부 라고 봤을 때, 1회 식사량을 80% 정도만 차게 먹는다는 뜻이다. 즉 위에 20%의 여유를 준다는 의미다.

늘 배가 가득 찰 때까지 먹는 습관을 가진 사람은 당연히 부족하다고 느낄 테지만, 배부를 때까지 먹는 것도 하나의 습관이다. 그러므로 배의 8부 정도만 차게 먹으면 이 역시 습관이 될 수 있다.

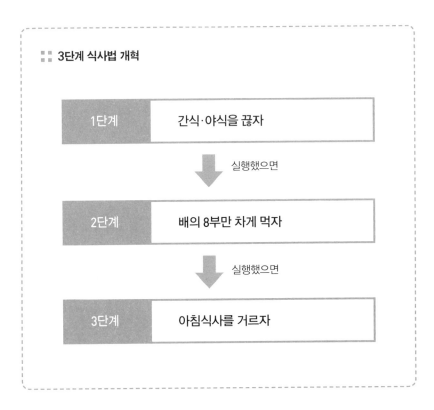

3단계 식사법 개혁

| 1단계 | 간식·야식을 끊자 |

실행했으면

| 2단계 | 배의 8부만 차게 먹자 |

실행했으면

| 3단계 | 아침식사를 거르자 |

배의 8부만 차게 먹는 습관만으로도 예전보다 컨디션이 훨씬 좋아질 것이다.

■ **3단계 : 아침식사를 거른다**

아침식사를 거르고, 그 대신 뒤에서 자세히 설명할 발아현미 주스나 채소주스를 마신다.

간식·야식을 끊고 배의 8부만 차도록 먹는 습관을 들였다면, 이번에는 점심식사나 저녁식사는 지금까지와 똑같은 양으로 먹되 아침식사는 걸러본다. 단, 아침식사를 거른 만큼 점심식사나 저녁식사의 양을 늘린다면 오히려 살이 찌기 쉽다.

아침식사의 필요, 불필요에 대해서는 전문가들 사이에서도 의견이 분분하지만, 의학적으로는 아침식사를 거르는 편이 훨씬 컨디션이 좋아진다고 보고 있다.

지금까지 아침식사를 몇십 년이나 계속 먹어온 사람이 갑자기 거른다면 오전 중에 공복감을 느낄 것이다. 머리가 멍한 사람도 있을지 모른다. 그러나 일주일 정도 계속하면 금방 익숙해져 머리와 몸이 휘청거리는 일 따위는 없어진다. 수많은 체험자들이 이를 증명해 주고 있다.

체중, 혈압, 악력, 체온, 배변 횟수를 매일 기록한다

체중이나 혈압, 악력(쥘힘), 체온, 배변 등은 매일 그때그때의 생활이나 컨디션에 따라 달라진다. 이는 자신의 생활 상황이나 컨디션을 스스로 알 수 있는 척도가 된다.

눈 질환으로 치료 중에 있는 경우도 이들 척도를 기준으로 삼는다면, 병이 개선되고 있는지의 여부를 쉽게 알 수 있다. 그러므로 매일매일 이를 체크해 변화를 살펴보는 일은 앞으로 생활개선을 계속할 수 있는 힘이 되기도 하므로 반드시 실행하는 것이 좋다.

눈 건강에 좋은
발아현미

발아현미와 발아현미 주스가 좋은 이유

    눈 건강을 지키기 위해서는 혈액의 정화와 혈류의 촉진이 필요하다. 혈액을 깨끗하게 하고 혈류를 좋게 하며, 눈 질환의 예방, 개선에 가장 도움이 되는 식품은 바로 현미다. 그중에서도 발아현미는 그 효과가 탁월하다.

    현미 자체도 탁월한 영양소를 가진 식품이지만, 발아현미는 이보다 영양가가 훨씬 높다. 발아현미는 현미가 발아할 때의 생명력이 그대로 담겨 있어 살아 있는 식품의 효력을 고스란히 섭취·이용할 수 있기 때문이다.

또한 발아현미에는 항산화물질이 풍부하고, 소화·흡수의 대사에 보효소로 작용하는 비타민·미네랄도 많이 들어 있다. 발아현미는 살아 있는 식품이므로 장내에서 발효해 유익한 균을 늘림으로써 장내세균총의 균형을 유지시킨다.

게다가 식이섬유가 풍부하고 몸속에 들어간 독소를 변과 함께 배설하는 작용도 가지고 있다. 지방을 분해하는 담즙산을 흡수해 몸 밖으로 배설하므로 몸속에서의 지방의 분해·흡수도 억제된다.

또한 발아현미는 백미보다 감마(γ)아미노부티르산이 5배나 더 많이 들어 있다는 점에서도 영양소로 주목받을 만하다. 감마아미노부티르산의 탁월한 효용은 뇌의 혈류를 원활하게 만드는 데 있다. 그리고 이와 더불어 눈의 혈액순환도 촉진된다. 바로 이런 점들이 필자가 눈 질환에 걸린 사람에게 발아현미를 권하는 이유다.

필자는 발아현미를 섭취하는 가장 좋은 방법으로 주스로 만들어 매일 아침 한 컵씩 마시도록 권하고 있다.

식사법을 철저히 지키고 생활습관을 완전하게 바꾸는 일은 매우 어려운 일이지만, 발아현미에 물을 넣어 주스를 만드는 일 정도라면 식생활에 쉽게 활용할 수 있다. 게다가 효과는 탁월하고, 치아가 좋지 않아 씹지 못하는 사람이나 어린아이도 마실 수 있으므로 더할 나위 없이 좋다.

발아현미 주스는 변비·설사를 개선시키고, 눈은 물론 몸의 혈류를 개선해 혈액을 깨끗하게 해준다. 따라서 생활습관병의 원흉이라 할 수 있는 동맥경화의 예방에도 도움이 된다.

필자는 5년 전부터 매일 발아현미 주스를 마시고 있다. 매일 아침 발아현미 주스 한 컵이 아침식사 대용이다.

원래부터 건강 체질이었지만, 이 주스를 마시면서부터 필자의 체력은 더욱 좋아졌다. 예전에는 연속해서 팔굽혀펴기를 할 수 있는 횟수가 40회 정도였지만, 발아현미 주스를 마시기 시작한 지 반년 정도부터는 120회나 되었다.

이렇게 체력이 좋아진 이유는 장이 튼튼해졌기 때문이라고 본다. 실제로 발아현미 주스를 마시면, 처음에는 방귀가 많이 나온다. 그러다 2~3일 지나면 방귀가 줄고 변도 점점 깨끗해진다. 배변도 원활하게 이루어져 기분 좋게 변이 배설된다. 이렇게 장이 튼튼해지면 혈액이 깨끗해지고 혈류도 촉진된다.

발아현미 주스를 만드는 법 & 현미를 발아시키는 법

발아현미 주스를 만드는 법은 다음에 제시된 그림을 참고하기 바란다. 요즘에는 발아현미를 대형 마트에서도 팔고 있으므로 이를 구입해 사용해도 좋을 듯하다. 또한 손쉽게 발아현미를 만드는 기구도 판매되고 있으므로 이를 이용해 직접 현미를 발아시킬 수도 있다. 그리고 기

▪▪ 발아현미 주스 만드는 법

● **재료(한 컵 분량) :** 발아현미 4분의 1컵, 물 180ml

● 만드는 순서

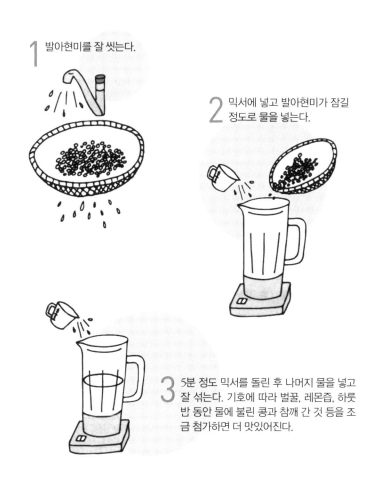

1 발아현미를 잘 씻는다.

2 믹서에 넣고 발아현미가 잠길 정도로 물을 넣는다.

3 5분 정도 믹서를 돌린 후 나머지 물을 넣고 잘 섞는다. 기호에 따라 벌꿀, 레몬즙, 하룻 밤 동안 물에 불린 콩과 참깨 간 것 등을 조 금 첨가하면 더 맛있어진다.

:: 현미를 발아시키는 법

● **추운 시기** (실내온도가 20℃ 이하)

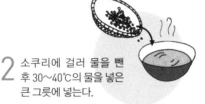

1 현미를 반나절 정도
물에 담가둔다.

2 소쿠리에 걸러 물을 뺀
후 30~40℃의 물을 넣은
큰 그릇에 넣는다.

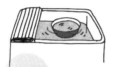

3 목욕하고 남은 욕조의 물
(30~40℃)에 위의 그릇을 띄
우고 욕조 덮개를 덮는다.

4 하루 2~3회 정도 그릇의
더운 물을 바꿔주고 현미
를 물에 씻는다.

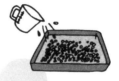

5 3일 정도 지나 현미에서
싹이 나오면 완성이다.

● **더운 시기** (실내온도가 20℃ 이상)

1 바닥이 평평한 용기에 현미를
2~3cm 두께가 되도록 펼쳐
놓는다.

2 현미가 잠길 정도로
물을 붓는다.

3 하루 2~3회, 현미를
가볍게 씻고 물을
갈아준다.

4 3일 정도 지나 현미에서
싹이 나오면 완성이다.

구가 없어도 현미를 발아시킬 수 있다.

현미를 살 때는 반드시 자연 건조된 현미를 고르도록 한다. 기계로 건조된 현미는 발아하지 않기 때문이다.

발아현미 주스를 잘 만드는 요령은 처음부터 물을 전부 넣지 않는 것이다. 발아현미가 잠길 정도의 양만 넣고 믹서로 돌린 후에 나머지 물을 넣어준다. 처음부터 물을 많이 넣으면 발아현미가 곱게 갈리지 않기 때문에 마실 때 입 주위에 거칠거칠한 느낌을 받는다.

현미를 발아시키는 방법은 106페이지를 참고하기 바란다.

1일 단식과 본격적인 단식에 도전한다

1일 단식과 본격적인 단식은 숙변을 없애는 데 효과적이다.

1일 단식은 하루 동안 아무것도 먹지 않는 것이다. 아침식사를 거르고 하루 두 끼만 먹는 데 익숙해졌다면 1일 단식에 한번 도전해보자.

1일 단식은 전날 저녁식사 후부터 다음날 하루 동안, 그리고 그 다음날 아침식사 전까지 아무것도 먹지 않는 것이다. 즉 35~36시간 동안 아무것도 입에 대지 않음으로써 위를 쉬게 한다. 이를 통해 숙변의 배설이 촉진되고 위의 상태가 좋아진다.

단식 중인 날에 소금이나 간장으로 간을 맞춘 맑은 장국을 점심과 저녁 두 번 먹는 방법도 있다. 필자가 권하고 있는 것은 하루에 두 번,

발아현미 주스를 마시는 방법이다. 발아현미 주스는 뱃속을 편하게 해주는 이점도 있어 1일 단식에 적합하다. 또한 점심과 밤에 사과를 한 개씩 먹는 방법도 넓은 의미에서는 1일 단식에 속한다. 단식을 하는 동안에는 수분을 충분히 섭취한다. 생수와 감잎차를 하루에 1.5~2ℓ 섭취한다.

이때 주의해야 할 점은 단식을 마친 후의 회복식이다. 1일 단식을 한 다음날 아침식사가 회복식에 해당하는데, 회복식으로 가장 좋은 음식은 다시마 국물로 맛을 낸 맑은 장국이다. 이를 먹으면 배변이 촉진되어 다량의 변이 배출된다. 이 같은 1일 단식을 일주일 또는 열흘에 한 번꼴로 실시하면 몸의 컨디션도 매우 좋아지고, 질병 치유도 빨라지며, 눈 질환이 있는 경우에도 빨리 치유된다.

1일 단식이 습관화되었다면, 본격적인 단식에 도전해보는 것도 좋다. 본격적인 단식이란 보통 사흘 이상 계속해서 단식을 하는 것을 가리킨다. 단식 내용은 1일 단식과 똑같다. 단, 본격적인 단식은 사람에 따라 위험할 수도 있으므로 반드시 단식 지도를 한 경험이 있는 적절한 지도자의 지시 아래 실시하도록 한다.

제3장에서 이야기한 내용들은 현재 치료 중에 있는 환자에게도 별다른 지장이 없을 것으로 생각되지만, 역시 사람마다 체질이나 증상, 복용 약 등이 다르기 때문에 신뢰할 수 있는 주치의와 상담한 후 시작하는 것이 좋다.

Part 4

백내장·녹내장·황반변성증·
당뇨병성 망막증·중심성 망막증
이렇게 예방하고 개선한다

치료 시에는 아침식사를 거르고
하루 두 끼만 먹되, 배의 8부만 차도록 먹는다.
혈류를 악화시키는 육류나 단것,
기름진 음식, 정제된 식품, 가공식품 등을 피하고,
혈액을 정화하고 혈류를 원활하게 만드는
현미, 채소, 해조류, 어류를 주로 먹는다.

현대의학의
눈 질환 치료의 한계

약, 수술 등 현대의학의 눈 질환 치료는 효과가 작다

현대의학에서는 눈과 몸의 관계를 그다지 중시하지 않는다. 현대의학, 즉 현대의학이 항생물질과 같은 약이나 수술로 대표된다는 점에서도 알 수 있듯이, 역사적으로 대증요법(겉으로 드러난 병의 증상만을 처치하는 치료법)을 발달시켜 왔다.

현대의학은 질병의 원인이 바이러스나 세균이라면 약을 쓰고, 이것이 효과가 없을 경우에는 수술을 통해 병소와 조직을 제거하는 방법을 사용한다. 필자는 몸의 특정한 부위에 생긴 병이라고 해도 그 병은 몸의 상태를 반영하고 있다고 생각하지만, 현대의학은 그렇지 않다.

질병의 원인이 바이러스나 세균에 의한 경우라면 현대의학은 발군의 위력을 발휘하지만, 그릇된 생활습관 때문에 발병하는 생활습관병에 대해서는 큰 위력을 발휘하지 못한다.

지금도 현대의학에서는 만성 녹내장의 경우, 높은 안압을 낮추기 위해 점안약이나 내복약을 처방한다. 점안약만으로 안압이 내려가 치료 효과를 나타내는 경우도 있지만, 그것만으로는 효과가 없는 경우가 적지 않다. 왜냐하면, 만성 개방우각 녹내장의 경우 안압 이외에도(특히 정상 안압 녹내장의 경우) 질병의 원인이 따로 있기 때문이다. 황반변성증에는 인터페론 주사를 놓는 등의 약물 치료가 시행되지만, 그다지 큰 효과를 기대할 수 없다.

그러므로 눈의 생활습관병을 예방, 개선하기 위해서는 과감하게 자신의 생활습관을 바꾸는 것이 중요하다는 점을 거듭 강조하고 싶다.

레이저 치료의 목적은 시력 개선이 아니다

녹내장이나 황반변성증, 당뇨병성 망막증 때문에 망막에 이상이 생기면 보통 레이저 치료를 실시한다. 의사가 이들 질환에 레이저 치료를 권했다면, 이는 증상이 꽤 진행된 경우이다.

그러나 레이저 치료의 목적은 눈 질환을 근본적으로 치유하기 위한 것이 아니다. 또한 시력을 회복하기 위해서도 아니다. 그저 출혈 등과 같은 증상을 없애기 위해서일 뿐이다. 그러므로 일단 레이저로 치료를 받는다고 해도 또다시 병소가 나타나면 같은 치료를 되풀이하게 된다.

수술은 되도록 피하는 것이 좋다

눈 질환의 경우 수술은 어디까지나 일시적인 처치에 지나지 않는다. 뿐만 아니라 제2장에서 소개했듯이, 백내장 때문에 수정체를 제거하면 그 영향으로 망막이 급격하게 노화되어 황반변성증이 발병할 확률이 훨씬 커진다.

따라서 백내장은 물론이고, 녹내장, 황반변성증, 당뇨병성 망막증 그리고 동맥경화나 고혈압이 원인이 되어 생긴 안저출혈은 가능한 한 수술을 피하고, 식사요법에 주안점을 둔 생활개선으로 예방하는 것이 바람직하다.

수술을 하는 경우에도 몸의 건강 상태 개선은 필요하다

그러나 백내장이나 녹내장, 황반변성증, 당뇨병성 망막증, 그리고 동맥경화나 고혈압이 원인이 되어 생긴 안저출혈이 더욱 진행되어 위험한 지경에 이르게 되면, 수술 이외에 다른 방법이 없는 경우도 있다. 이때

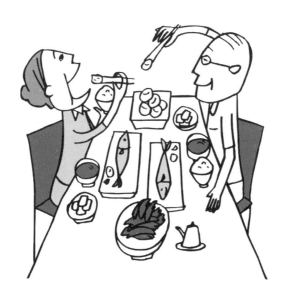

식사요법에 주안점을 둔 생활개선에 힘쓴다.

는 식사요법을 해보려고 해도 시간이 너무 촉박하다.

하지만 이런 경우에도 식사요법에 중점을 둔 생활개선을 실시한다면, 수술 후의 몸 상태가 양호하고 몸의 컨디션이 균형을 이루기 때문에 회복이 빨라져 그 후의 눈 상태에도 좋은 영향을 미친다. 그러므로 희망을 가지고 식사요법 등과 같은 생활개선에 힘쓰는 것이 중요하다.

백내장·녹내장·황반변성증·당뇨병성 망막증·중심성 망막증의 예방과 개선

백내장은 이렇게 예방, 개선한다

백내장의 예방, 개선에는 다음에 제시된 5가지를 실시한다.

■ 백내장 예방 프로그램의 기본

① 눈을 위한 식사요법(특히 비타민C와 충분한 수분 섭취)을 실시한다.

② 운동을 한다.

③ 공포심을 줄인다.

④ 한방요법을 실행한다.

⑤ 혈액순환 요법과 함께 눈의 경혈을 자극한다.

식사는 '눈의 종합의학' 부분에서 소개한 내용을 기본으로 한다. 치료 시에는 아침식사를 거르고 하루 두 끼만 먹되, 배의 8부만 차도록 먹는다. 혈류를 악화시키는 육류나 단것, 기름진 음식, 정제된 식품, 가공식품 등을 피하고 혈액을 정화하고 혈류를 원활하게 만드는 현미, 채소, 해조류, 어류를 중심으로 한 식사를 한다.

또한 수분 섭취도 중요한데, 생수나 감잎차를 마셔 혈류를 좋게 한다. 생수와 감잎차는 하루에 조금씩 총 1.5~2ℓ를 마시도록 한다. 그리고 이뇨작용이 강하고 수분을 몸 밖으로 배출하는 카페인 음료와 알코올 음료는 마시지 않도록 한다.

백내장의 발병에는 활성산소가 크게 작용하므로 백내장을 예방하기 위해서는 금연을 하도록 한다. 흡연은 몸속의 비타민C를 대량으로 소비하기 때문이다. 단것에 포함되어 있는 설탕도 백내장의 발병에 영향을 미치는데, 비타민C는 이 같은 영향을 줄인다는 점에서도 충분히 섭취하는 것이 좋다.

한방요법도 아주 효과적이다. 혈액을 정화하고 혈류를 원활하게 하는 한약이나 신장 기능을 높이는 한약 등을 이용한다. 한약에 대해서는 제5장에서 자세히 다룰 것이므로 이를 참조하기 바란다. 보조요법으로 혈액순환 요법이나 경혈 자극도 도움이 된다. 이에 대해서도 제5장의 내용을 참조하기 바란다.

백내장을 앓고 있는 사람은 공포심을 줄이는 것이 좋은 결과를 낳는다. 평온한 마음을 유지하고 공포심을 갖지 않도록 한다.

■ 자외선 대책

백내장의 개선과 예방에는 활성산소의 폐해를 최소한으로 줄이는 것이 중요하다. 이를 위해서는 몸속에 활성산소를 발생시키는 원인이 되는 자외선 조사량을 최소한으로 줄일 필요가 있다.

수정체에는 눈에 들어간 빛을 망막에 또렷이 맺히게 하는 기능 이외에 자외선과 같은 유해 광선을 흡수해 눈에 들어가지 않도록 함으로써 망막을 보호하는 중요한 기능이 있다. 자외선이 강한 아침 10시부터 오후 3시 무렵까지는 될 수 있는 한 외출을 삼가는 편이 좋다. 부득이 업무 등으로 인해 외출을 해야 하는 경우에는 선글라스나 모자 등으로 자외선을 차단하도록 한다.

외출 시에는 챙이 넓은 모자나 자외선을 흡수하는 검은색 양산을 쓰거나, 또는 자외선 차단 안경이나 콘택트렌즈를 착용하도록 한다. 대기 중의 오존층 파괴가 갈수록 심각해져 가고 있는 실정이므로 앞으로는

⠿ 자외선 대책

- 챙 넓은 모자나 검은색 양산을 쓴다.
- 자외선 차단 안경이나 콘택트렌즈를 착용한다.
- 항산화제를 복용한다.
- 자외선이 강한 시간대에는 외출하지 않는다.

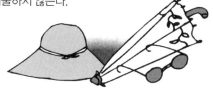

항산화물질

활성산소의 공격으로부터 몸을 보호하는 방어 시스템

- **효소 :** SOD(슈퍼옥시드 디스뮤타제), 글루타티온 페록시다아제, 카탈라아제
- **비타민 :** C · E · A · B 등
- **기타 :** 베타카로틴, 폴리페놀 등

더욱 자외선에 대한 대책이 필요할 것이다. 백내장 예방을 위해서도 자외선 대책은 꼭 세워야 한다.

또한 외출해 자외선을 쬔 경우에는 활성산소를 제거해주는 항산화 작용이 있는 식품을 먹도록 한다. 항산화 작용이 있는 황산화물질은 위에 제시되어 있다.

■ 혼탁해진 수정체가 투명한 상태로 되돌아오기도 한다

일단 혼탁해진 수정체는 원래의 투명한 상태로 되돌아오는 일이 불가능하다고들 하지만 시력이 회복된 예도 있다.

환자는 당시 41세의 여성으로 원인 모를 백내장을 앓고 있었다. 자궁내막증으로 호르몬 요법을 수년간 받고 있는 동안에 왼쪽 눈의 시력이 저하되어 안과를 찾은 결과, 백내장이라는 진단을 받고 의사로부터 수술을 권유받았다. 교정시력이 0.2까지 내려가 있었다.

실패해도 더 이상 손해 볼 것 없다는 생각으로 필자의 병원을 찾았

다. 식사요법에 주안점을 두고 생활 전반을 개선하며 총 8가지 약재를 사용하는 한약 팔미환*을 복용해 교정시력이 1.2까지 회복되었다. 환자의 수정체는 앞부분보다 뒷부분이 더 혼탁한 상태였으나, 혼탁의 진행도 멈추었다. 그리고 그 후 수년간 필자의 병원에서 통원치료를 했는데, 회복된 시력은 더 이상 저하되지 않았다.

또한 백내장을 앓고 있던 52세의 한 남성은 당뇨병 때문에 백내장이 빠르게 진행되어 시력이 많이 저하된 상태였다. 안과에서 수술을 권유받았으나, 필자를 믿고 병원을 찾아왔다. 그때 환자의 시력은 안경을 끼고 양쪽 눈이 0.1밖에 나오지 않았다.

그러나 식사를 포함한 생활 전반의 개선과 한약의 복용으로 약 4개월 만에 교정시력이 0.7까지 회복되었다. 이 환자는 꽤 엄격한 식사요법을 실시하도록 지시받았다.

환자의 시력이 회복되기 전에 먼저 혈당치를 좋은 상태로 조절할 수 있었고, 그 결과 백내장이 개선된 것이다. 당뇨병으로 인한 백내장이나 망막증, 안저출혈의 경우는 아무리 레이저 등의 치료를 받아 일시적으로 병소가 개선되었다고 해도, 기본적으로 몸에 이상이 있기 때문에 또다시 눈에 이상이 생기기 쉽다.

하지만 이 환자의 경우처럼 생활을 전반적으로 개선해 먼저 몸부터 치유한다면, 눈 질환의 재발을 막을 수 있다.

---

* 팔미환(八味丸) : 육미지황원에 육계와 부자를 더하여 만든 한약.

또한 백내장의 예방, 개선에는 보조요법으로 혈액순환 요법과 눈의 경혈 자극이 도움이 된다. 이 방법에 대해서는 제5장에서 자세히 설명할 것이므로 이를 참조하기 바란다.

녹내장은 이렇게 예방, 개선한다

녹내장의 예방과 개선도 '눈의 종합의학'이 기본이 된다.

■ 녹내장 예방 프로그램의 기본

① 눈을 위한 식사요법(수분의 섭취도 중요)을 실시한다.

② 운동을 한다.

③ 억압된 분노와 욕구불만을 줄인다.

④ 비타민C · B$_1$ · B$_6$ · B$_{12}$가 들어 있는 식품을 적극적으로 섭취한다.

⑤ 알파 리놀렌산계(n-3계)의 지방을 섭취한다.

⑥ 한방요법을 실행한다.

⑦ 혈액순환 요법과 함께 눈의 경혈을 자극한다.

식사는 눈의 종합의학 부분에서 소개한 내용을 기본으로 삼아, 아침 식사를 거르고 하루 두 끼만 먹되 소식을 한다.

눈에 좋은 식품인 현미나 채소, 생선 등을 주식으로 삼고, 눈에 좋지 않은 식품인 육류, 달걀, 기름진 음식, 단것, 가공식품 등을 먹지 않도록 한다. 그리고 녹내장에 걸린 사람에게 특히 부족한 경향을 보이는 비타민C와 비타민B_1, 또한 안압을 낮추는 작용이 있는 비타민B_6, 비타민C, 그리고 시력 저하를 막는 작용이 있는 비타민B_{12} 등이 많이 들어 있는 식품을 적극적으로 섭취하도록 한다.

또한 생선에는 알파 리놀렌산계(n-3계)의 지방산이 많이 들어 있다. 이런 종류의 지방산을 많이 섭취하고 있는 이뉴잇 족(에스키모)은 세계에서 가장 녹내장 발병이 적은 민족으로 알려져 있다. n-3계의 지방산은 차조기 기름에도 많이 들어 있다. 혈액의 흐름을 저해하는 리놀레산계(n-6계)의 지방산은 최대한 피하고 생선 등을 통해 n-3계의 지방산을 적정량 섭취한다.

수분 섭취도 중요한데, 전반적인 눈 질환 때와 마찬가지로 커피나 녹차, 우롱차, 홍차 등의 카페인 음료나 알코올 음료를 피하고 생수나 감잎차 위주로 하루 총 1.5~2ℓ를 조금씩 마신다.

한방요법으로 혈액순환이나 수분 대사를 촉진하고 부종을 없애는 작용이 있는 한약이나 신장 기능을 촉진하는 한약, 신경 기능을 활성화하는 한약 등을 복용한다. 또한 혈액순환 요법이나 경혈 자극도 보조요법으로 효과적이다. 이에 대한 자세한 내용은 제5장을 참조하기 바란다.

■ 녹내장의 예방, 개선을 위해 영양소를 보충한다

이번에는 녹내장의 개선과 예방에 도움이 되는 영양소들을 총망라해

보았다. 각각의 효용에 대해 간단하게 설명하도록 한다.

- 비타민A : 비타민A와 카로티노이드(몸속에서 비타민A로 전환하는 물질)
  는 눈 배출구의 탈수 기능을 높인다. 만일 비타민A가 부족하다면
  방수(房水)가 유출하는 데 좋지 않은 영향을 미쳐 안압을 높이는
  원인으로 작용한다.
- 비타민B 복합체(이하, 여러 종류가 있다)
- 비타민B1(티아민) : 시신경을 건강하게 보호하기 위해 꼭 필요한 비
  타민이다. 녹내장 환자는 정상적인 식사를 섭취해도 혈중 비타민
  B1이 부족한 경우가 있다.
- 비타민B3(나이아신) : 모세혈관을 확장하고 혈액의 흐름을 유지하며
  눈에서 시신경으로, 또는 시신경에서 눈으로 흐르는 혈액의 흐름
  을 개선하는 작용을 한다.
- 비타민B5(판토텐산) : 부신을 강화하는 작용이 있다. 부신에서 분비
  되는 호르몬은 낮 동안의 안압을 조절하므로 비타민B5는 중요한
  물질이다.
- 비타민B6(피리독신) : 이뇨 효과가 있으므로 안압을 낮추는 데 도움
  이 된다.
- 비타민B12(시아노코발라민) : 녹내장 환자의 시력을 개선 또는 방지
  하는 효과가 있는 듯하다. 신경세포를 감싸고 있는 지방층의 변성
  을 막는다는 사실이 밝혀졌다. 또한 일본인 연구원에 따르면, 하루

1500mg의 비타민B$_{12}$를 5년간 계속 복용한 녹내장 환자 중 다수가 안압은 내려가지 않았지만 부작용 역시 보고되지 않았다고 한다.

- **콜린** : 비타민B 복합체의 일종이다. 비타민B$_3$처럼 기능하고 모세혈관을 정화하며, 녹내장이 개선되도록 도움을 준다.

- **이노시톨** : 비타민B군의 복합체로 안압을 상승시키는 원인이 되는 스트레스를 완화한다.

- **비타민C** : 유럽과 아시아의 일부에서는 비타민C를 녹내장의 보편적인 치료법으로 간주하고 있다. 비타민C는 증가한 혈관 침투압, 감소한 체액 생산과 방수(房水)의 유실을 개선하고, 이 같은 개선작용을 통해 안압을 낮춘다. 또한 콜라겐 대사를 개선한다. 콜라겐 대사에서 생기는 이상은 녹내장을 진행시키는 원인 중 하나다.

- **바이오플라보노이드, 케르세틴, 루틴** : 이들 물질은 식물성 식품에 들어 있는 색소로 혈관을 깨끗하게 하는 데 도움이 되는 천연 항산화제다.

- **은행잎 진액** : 프랑스나 독일에서는 의약품으로 판매되고 있다. 뇌의 혈류 개선 효과가 있으며, 시신경의 혈류 개선 효과도 기대할 수 있다. 그러나 항응고제를 복용하고 있는 사람은 주의가 필요하다.

- **코엔자임Q$_{10}$(유비퀴논)** : CoQ$_{10}$이라고도 부른다. 강력한 항산화물질로 심장 기능과 혈액순환을 개선해준다. 비타민E와 같이 섭취하면 효과적이다.

- **마그네슘** : 평활근의 긴장을 풀어주고, 근육의 경련을 예방하는 작

용이 있는 미네랄이다. 평활근은 눈의 내부에서 방수의 유출을 조절한다.

- **스피룰리나** : 녹내장에 의한 시력 저하를 막는 작용이 있다고 보고되었다.

- **단백질 분해 효소** : 아미노산의 일종인 트립신은 눈의 배출 기능을 하는 부위에 들러붙어, 방수가 유출되는 것을 방해해 안압을 더욱 높이는 단백질을 함유하고 있다. 이 단백질은 대개의 경우 나이를 먹으면 축적되는 경향이 있으며, 알레르기나 독물, 감염증을 통해 생기기도 한다.

  트립신은 유제품이나 계란의 단백질에 많이 들어 있는데, 밀가루나 콩 제품 등의 단백질에도 이 단백질을 증가시키는 물질이 있다. 파파인 효소는 단백질을 분해하는 작용이 있으므로 이 단백질의 축적을 막을 수 있다.

- **필수지방산** : 생선이나 생선 지방은 녹내장에 도움이 되는 n-3계 지방산이 풍부하다. n-3계 지방산의 가장 좋은 공급원은 한류 생선이나 까막까치밥나무 기름, 아마인유 등이다. 일주일에 3번, n-3계 지방산이 풍부한 생선을 먹든지, 아니면 n-3계가 들어 있는 영양보조식품을 먹도록 권한다. 또한 n-3계 지방산은 세포가 변성되지 않도록 막고 몸의 염증을 완화시키기 때문에 녹내장 환자에게 중요한 영양소이다. n-3계 지방산의 주요 섭취원으로는 큰달맞이꽃 기름, 까막까치밥나무 기름이 있다.

■ 가벼운 산책만으로도 안압이 내려간다

녹내장 환자에게도 운동은 매우 중요해 녹내장 예방법의 하나로 자리 잡았다. 주 5회, 하루 40분의 산책을 3개월간 계속한 결과, 점안약을 쓴 것과 똑같이 안압이 내려갔다는 보고가 있을 정도다. 그러므로 적당한 운동은 꼭 필요하다.

또 어깨 결림을 풀어주는 것도 중요하다. 특히 자기 전에 가벼운 체조를 통해 어깨 결림을 풀고 나서 수면을 취하도록 한다.

■ 약보다 생활개선으로 안압을 낮출 수 있다

필자의 병원에서는 안압을 낮추는 약을 복용해도 안압이 내려가지 않았던 환자가 식사요법을 통해 안압이 내려갔을 뿐 아니라, 혈압도 내려간 경우가 있다. 게다가 안압의 상태가 좋아지면서 시신경 기능이 좋아져 녹내장의 진행이 멈춘 사례도 있다.

그러나 유감스럽게도 일단 결손된 시야가 다시 회복되었다는 사례는 보지 못했다. 식사요법에 주안점을 두고 끈기 있게 계속해 나간다면 시야의 개선도 가능할 것이다.

또한 억압된 분노나 욕구불만과 같은 부정적인 감정은 안압을 상승시키는 작용을 한다. 반대로 이들 감정을 다스리거나 해소하면 안압이 내려가는 등 좋은 결과로 이어진다. 그러므로 긍정적인 마음가짐을 갖도록 노력하고 부정적인 감정을 해소하는 일도 매우 중요하다고 하겠다.

황반변성증은 이렇게 예방, 개선한다

　황반부는 망막의 중심이며 시력을 결정하는 중요한 부위이다. 그런 이유 때문인지 몰라도 황반부는 몸속에서 신진대사가 가장 활발한 조직이며, 동시에 활성산소도 가장 많이 만들어지는 조직이다. 따라서 혈액순환에 대한 의존도가 높은 기관이기도 하다. 황반부에는 항산화물질인 비타민C와 아연이 아주 많이 존재한다. 뒤에서 자세히 소개하겠지만, 황반부나 황반변성증의 예방과 개선에 도움이 되는 영양소는 다양하다.

■ 황반변성증 예방 프로그램의 기본

① 눈을 위한 식사요법(수분 섭취도 중요)을 실시한다.

② 비타민C와 아연 등 항산화물질이 많이 들어 있는 식품을 섭취한다.

③ 한방요법을 실행한다.

④ 혈액순환 요법과 함께 눈의 경혈을 자극한다.

　식사요법은 '눈의 종합의학'에서 소개한 내용이 기본이 된다. 아침식사를 거르고, 하루 두 끼만 먹되 소식을 한다.

　황반변성증의 예방, 개선에는 기본적인 사항으로 항산화 작용이 있는 비타민, 미네랄, 플라보노이드류(類) 등의 영양소를 충분히 섭취하는 것이 중요하다.

그중에서도 중요한 물질이 비타민C와 아연이다. 핏속에 비타민C가 적은 사람은 황반변성증에 걸릴 확률이 2~3배로 높아진다는 사실이 밝혀졌다. 비타민C는 천연 자외선의 필터 역할을 하고, 망막의 노화를 늦추어 준다.

또 몸속의 다른 조직과 비교해볼 때 눈은 고농도의 아연을 필요로 한다. 그리고 아연이 부족하면 망막은 변성을 일으킨다. 실제로 황반변성증에 걸린 사람이 아연을 섭취하면 시력이 안정되고, 개중에는 시력이 개선되는 경우도 있었다.

참고로, 망막의 아연 농도는 멜라닌 색소의 농도에도 영향을 미친다. 멜라닌 색소에는 자외선으로 인한 산화로부터 눈을 보호하는 작용이 있는데, 50세 이후부터는 멜라닌 색소가 줄어든다는 사실이 밝혀졌다. 이런 이유로도 아연의 섭취는 필요하다.

또한 수분 섭취도 중요하다. 눈의 종합의학 부분에서도 말했듯이, 생수와 감잎차를 조금씩 하루 1.5~2ℓ 섭취한다. 그리고 녹차나 커피, 우롱차, 홍차와 같은 카페인 음료나 알코올 음료는 피하도록 한다.

한방요법은 혈액순환이나 수분 대사를 촉진하고 부종을 없애주는 작용이 있는 한약과 신장 기능을 촉진시켜 주는 한약, 신경의 기능을 활성화시켜 주는 한약 등을 복용한다. 또한 혈액순환 요법이나 경혈 자극도 보조요법으로 효과적이다. 보다 자세한 내용은 제5장을 참조하기 바란다.

황반변성증은 눈의 생활습관병 중에서도 특히 개선하기 힘든 질환이다. 황반변성증의 예방, 개선을 위해서는 식사, 수분의 섭취 등 앞에서 소개한 요법을 철저하게 지키는 것이 필요하다. 또한 효과를 보려면 최저 9개월간 꾸준히 실행해야 한다.

■ 황반변성증의 예방, 개선에 도움이 되는 그 밖의 영양소

그 밖에 황반변성증과 관련된 영양소에 대해 소개하면 다음과 같다.

- **베타카로틴** : 망막을 보호하는 작용이 있다. 혈중 베타카로틴의 농도가 낮으면 황반변성증을 악화시킨다.
- **비타민B$_2$(리보플라빈)** : 망막이 빛을 감지하는 데 도움을 준다. 황반변성증 환자는 글루타티온이 결핍되어 있는데, 리보플라빈은 글루타티온의 합성에 필요한 비타민이다.
- **비타민B$_3$(나이아신)** : 혈관을 확장시켜서, 눈에 좀더 많은 영양과 산소를 공급하는 작용을 한다.
- **비타민B$_6$(피리독신)** : 습성 형태(wet type)의 황반변성증 환자에게 부족한 비타민이다.
- **비타민C**
- **비타민E** : 황산화 작용 외에 세포막을 안정시키고 혈류를 증가시켜 혈관에서 혈액이 새어 나오지 않도록 막는 작용을 한다. 비타민E의 혈중 농도가 낮은 사람은 황반변성증에 걸릴 위험이 2배나 높아진다. 이는 쥐를 이용한 동물실험에서 확인되었다.

- **시스테인** : 아미노산의 일종이다. 자외선과 태양의 청색광선에 의해 야기되는 망막 손상으로부터 세포를 보호하는 작용을 한다. 눈 속에서 가장 중요한 항산화물질 중 하나인 글루타티온이 생성되도록 돕는다. 황반변성증 환자는 정상적인 사람에 비해 글루타티온이 58%나 부족하다. 글루타티온의 결핍은 장내세균총의 균형이 깨져서 발생한다.

- **타우린** : 아미노산의 일종이다. 시력을 유지하고 지친 시신경을 회복시키는 데 중요한 영양소이다. 망막, 특히 광(光)수용기 세포에 고농도로 들어 있고, 자외선에 의한 손상으로부터 세포를 보호한다. 타우린은 나이가 들면서 감소한다. 동물실험을 통해 타우린을 제거했을 때 망막의 변성이 진행된다는 사실이 밝혀졌다. 타우린은 공복 시에 섭취하도록 한다.

- **바이오플라보노이드**

- **마늘** : 세포의 세소(細小) 혈관 속에서 혈전이 만들어지는 것을 방지하는 작용이 있다.

- **루테인, 제아잔틴** : 현재 크게 주목을 받고 있는 영양소다. 둘 다 식물성 색소인 카로티노이드류에 속한다. 시금치나 브로콜리, 케일 등에 많이 들어 있다. 루테인과 제아잔틴은 망막의 변성을 막는 효과를 가지고 있다.

- **리코핀** : 식물성 색소이며, 지용성 항산화물질로 작용한다. 항산화 작용은 비타민E보다 10배나 강력하다. 토마토, 수박, 구아바, 붉

은 자몽에 고농도로 함유되어 있다.

- **셀레늄** : 황반변성증 환자들이 셀레늄과 비타민E를 섭취한 후 시력이 회복된 사례가 확인되었다.
- **아연**
- **필수지방산**

당뇨병성 망막증은 이렇게 예방, 개선한다

당뇨병성 망막증의 예방, 개선을 위한 기본은 식사이며, 우선 높은 혈당치를 낮추어 정상치로 안정시키는 것이 목적이다. 그러나 절대로 저혈당이 되지 않도록 주의해야 한다.

식사는 눈의 종합의학 부분에서 소개한 내용을 기준으로 한다. 과식을 하지 말아야 하므로 아침식사를 거르고 하루 두 끼만 먹되 소식을 한다.

인슐린(췌장에서 분비되는 혈당치를 낮추는 호르몬) 대사에 관계하는 비타민과 미네랄이 많이 들어 있는 식품을 적극적으로 섭취하도록 한다. 즉 비타민B군이나 아연, 셀레늄 등이다.

또한 운동도 인슐린의 작용을 활성화시키며, 혈당치를 낮추기 위해서 절대 걸러서는 안 된다. 스트레스 역시 혈당치를 높이는 원인으로 작용하므로 그때그때 풀어버리도록 심리·감정을 적절하게 조절한다. 그런 다음 한약을 복용하고 혈액순환 요법, 경혈요법 등을 병행한다(자세한 내용은 제5장을 참조하기 바란다).

이들 요법을 꼼꼼하게 지켜 실행하면 우선 혈당치가 내려간다. 그리고 출혈이나 부종이 해소된다. 극도로 저하된 시력의 회복은 어렵다고들 하지만, 꾸준히 노력해 시력을 회복한 사례도 있다.

중심성 망막염은 이렇게 예방, 개선한다

중심성 망막염의 예방, 개선은 식사요법이 기본이며, 눈의 종합의학 부분에서 소개한 내용을 기준으로 삼는다. 또한 수분 섭취도 중요하며, 눈의 종합의학 부분에서 소개한 방법을 실천하도록 한다.

중심성 망막염은 동맥경화나 고혈압 때문에 발병하므로 혈액을 깨끗하게 해주는 현미나 채소를 주식으로 하고, 육류나 기름진 음식, 단것 등 혈액을 탁하게 만드는 식품은 피한다.

한방요법도 도움이 되므로 반드시 한약을 복용하도록 한다. 이때는 혈액순환을 촉진하는 한약과 혈액을 깨끗하게 만드는 한약, 신경의 기능을 활성화하는 한약 등을 복용한다. 보다 자세한 내용은 제5장을 참조하기 바란다. 또한 제5장에서 소개할 혈액순환 요법과 경혈요법도 보조요법으로 도움이 된다.

참고로 비타민류, 미네랄류가 많이 들어 있는 식품(132~133페이지 표 참조)은 다음과 같다.

주요 비타민류가 많이 들어 있는 식품

종류	비타민 A		비타민 B₁		비타민 B₂		비타민 B₅		비타민 B₆	
미국의 RDA	男 3,300IU/day 女 2,670IU/day		男 1.5mg/day 女 1.1mg/day		男 1.7mg/day 女 1.3mg/day		4~7mg/day		男 2.0~mg/day 女 1.6mg/day	
단위	IU/100g		mg/100g		mg/100g		mg/100g		mg/100g	
	건조 김	14000	강화미(米)	125.00	칠성장어	6.00	땅콩	2.8	밀 배아	1.15
	불똥꼴뚜기	5000	밀 배아	2.10	건조 김	3.40	양송이	2.2	참치	0.90
	뱀장어	5000	건조 김	1.15	말린 표고버섯	1.70			콩	0.81
	차조기 잎	4800	참깨	0.95	말린 미역	1.15	콩가루	2.0	호두	0.73
	파슬리	4200	칠성장어	0.85	아몬드	0.92	농어	1.9	연어	0.70
	당근	4100	땅콩	0.85	미꾸라지	0.80	콩	1.7	송어	0.69
	달걀 노른자	1800	콩	0.83	메추리알	0.72	달걀	1.6	고등어	0.66
	부추	1800	명란젓	0.80	가막조개	0.65	오트밀	1.5	콩가루	0.63
	시금치	1700	뱀장어	0.75	바다참게	0.60	연어	1.3	현미	0.55
	프로세스 치즈	1200	말린 표고버섯	0.57	양송이	0.57	브로콜리	1.2	강낭콩	0.53
			현미	0.54			밀 배아	1.2		
			까치콩	0.50	실처럼 늘어나는 낫또	0.56	현미	1.1		

종류	비타민 B₁₂		나이아신		비타민C		비타민D		비타민E	
미국의 RDA	2μg/day		男 19mg/day 女 15mg/day		60mg/day		200IU/day		15IU/day	
단위	μg/100g		mg/100g		mg/100g		IU/100g		IU/100g	
	대합	98	가다랑어	19.0	파슬리	200	참치의 기름살	1300	밀 배아유(油)	216
	조개	18	말린 표고버섯	18.0	브로콜리	160	설마른 가다랑어포	530	홍화씨유	72
	정어리	17	땅콩	17.0	양배추 싹	150	정어리	530	아몬드	45
	송어	5.0	황다랑어	14.5	건조 김	100	가다랑어	420	참기름	45
	연어	4.0	명란젓	13.0	레몬	90	방어	350	옥수수 기름	29
	참치	3.0	건조 김	9.8	꽈리고추	90	꽁치	340	밀 배아	22
	달걀	2.0	고등어	9.7	피망	80	고등어	330	올리브유	18
	대구	1.3	삼치	9.5	딸기	80	농어	290	땅콩	18
	광어	1.2	방어	9.5	키위	80	청새치	250	콩기름	14
	가리비	1.2	만가닥버섯	9.0	순무 잎	75	연어	210	땅콩버터	11
	농어	1.0	말린 멸치	8.5	고마츠나(평지의한 변종)	75	참송어	210	버터	3.6
							눈퉁멸	200	시금치	3.2

※ 1mg은 1000분의 1g, 1μg은 1000분의 1mg이다.
※ 미국 RDA란 미국의 1인당 일일 영양권장량을 가리킨다.
※ 참고문헌 : 「4정판 일본식품 표준성분표」 외.

종류	칼슘(Ca)		마그네슘(Mg)		구리(Cu)	
미국의 RDA	800 ~ 1,200mg/day		男 350mg/day 女 280mg/day		1.5~3mg/day	
단위	mg/100g		mg/100g		mg/100g	
	쪄서 말린 멸치	2200	파랫과 해조류	2215	까치콩	6.1
	말린 새우	2000	다시마	734	참깨	1.7
	말린 보리새우	1800	미역	690	말린 표고버섯	1.6
	녹미채	1400	녹미채	565	아몬드	1.4
	마른 멸치	1400	아몬드	338	호두	1.3
	참깨	1200	밀 배아	336	조개	1.1
	스이젠지산(産) 김	1200	참깨	327	팥	1.1
	파래	950	캐슈너트	251	왜문어	0.8
	파랫과 해조류	840	쪄서 말린 멸치	199	단밤	0.7
	미림으로 조림한 건어물	800	땅콩	143	낫또	0.7
	빙어	750	팥	134	콩	0.7
	내추럴 치즈	700	현미	120	쪄서 말린 식품	0.6
	다시마	680	말린 표고버섯	111	가막조개	0.5

종류	아연(Zn)		망간(Mn)		셀레늄(Se)	
미국의 RDA	男 15mg/day 女 12mg/day		2~5mg/day		男 70μg/day 女 55μg/day	
단위	mg/100g		mg/100g		μg/100g	
	조개	73.1	미역	4.2	버터	146
	홍조류의 바닷말	27.4	양념 김	3.9	훈제 청어	141
	콩가루	25.2	참깨	3.2	정어리	140
	쪄서 말린 식품	21.2	아몬드	2.9	빙어	123
	밀기울	19.1	현미	2.9	밀 배아	111
	캐슈너트	11.8	밀	2.2	브라질땅콩	103
	왕게	11.2	파랫과 해조류	2.1	가자미	82
	아몬드	10.7	말린 표고버섯	2.0	다시마	81
	참깨	10.7	녹미채	1.8	가리비	77
	소라	10.1	팥	1.7	전립(全粒) 호밀빵	66
	녹미채	9.5	밤	1.7	새우	60
	말린 표고버섯	9.0	낫또	1.5	왕게	51
	현미	6.4	파슬리	1.5	조개	49

※1mg은 1000분의 1g. 1μg은 1000분의 1mg이다.
※미국 RDA란 미국의 1인당 일일 영양권장량을 가리킨다.
※참고문헌:『4정판 일본식품표준성분표』외.

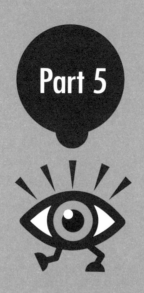

Part 5

눈 질환에 좋은 한약과
영양보조식품 & 운동요법

혈액순환 요법에 의한 자극은 하루에 두 번 실시한다.
특히 잠자기 전에 실시하면
눈의 피로가 해소되어 편안해지므로 효과적이다.
아주 간단한 요법이라 그 효과에 의문을 느끼는 사람도 있을지 모르지만,
매일 꾸준히 실시한다면
눈 상태가 전과 확연히 달라지는 것을 느낄 수 있다.

눈 질환에 좋은
한약

    눈 질환의 예방과 개선에는 한약과 영양보조식품도 도움이 된다. 식사요법과 병행하면 예방이나 개선의 효과를 더욱 높일 수 있다. 특히 한약은 눈 질환 치료에서 보조적인 역할을 담당한다.

    한방은 사람마다 다른 체질과 몸 상태를 진단하고 처방을 내린다. 한방에서는 환자의 체질을 실(實)과 허(虛), 열(熱)과 한(寒), 온(溫)과 냉(冷) 등 이원적으로 구분하고 어느 쪽에 속하는지를 판단해 이를 토대로 그 사람의 체질을 결정한다. 처방하는 한약에는 표준적인 적응이 정해져 있다.

    예를 들어, 팔미지황환(八味地黃丸)의 적응은 '체력은 중간 정도이며, 허리에서부터 하반신에 힘이 없고, 야간에 소변을 자주 누며, 목이 곧

눈 질환에 좋은 한약과 영양보조식품 & 운동요법   **137**

잘 말라 물을 자주 마신다. 여름에는 발이 뜨겁고 겨울에는 차가워지는 경향이 있으며, 무릎이 약해 자주 넘어진다' 등이다. 이런 증상이 있는지를 묻고 한약을 결정하는 데 참고로 삼는다.

한약에는 혈액순환을 촉진하는 약, 출혈을 멎게 하는 약, 수분 대사(체내 처리)를 촉진하는 약, 신장 기능을 활성화시키는 약, 혈압을 낮추는 약 등이 있다.

또한 한방에서 눈은 오장육부 중에서 특히 간·신장과 깊은 관련이 있다고 본다. 백내장이나 녹내장, 황반변성증과 같은 눈의 생활습관병은 신장 기능이 저하되어 발병하기 때문에 신장 기능을 높이는 한약도 처방한다.

이들 질환을 몸을 통해 살펴서 처방을 결정한다. 예를 들어, 눈 질환 중에서 백내장과 녹내장은 노화와 관련되어 있는 경우가 많으므로 신장 기능을 활성화하고, 몸의 활력을 높이는 것을 목적으로 팔미지황환, 우차신기환(牛車腎氣丸) 등을 투여한다. 우차신기환은 팔미지황환의 작용을 증강시킨 한약으로 부종이 심한 사람에게 처방한다.

또한 눈 질환은 혈액순환의 이상으로 생기는 경우가 많은데, 이런 경우에는 혈액순환을 촉진하도록 계지복령환(桂枝茯苓丸)이나 시호가용골모려탕(柴胡加龍骨牡蠣湯) 등을 투여한다.

참고로, 각 질환별로 주로 사용하는 한약을 소개한다. 단, 한의학 전문의의 진단과 처방을 받은 후 복용하기 바란다.

- **백내장** : 팔미지황환, 우차신기환, 육미환, 영강출감탕, 오령산 등
  이 중 팔미지황환은 노인성 백내장, 당뇨병성 백내장에 가장 많이
  처방된다.

- **녹내장** : 영계출감탕, 오령산, 팔미지황환, 우차신기환, 시호가용골
  모려탕 등

- **안저출혈** : 황련해독탕, 온청음, 계지복령환, 팔미지황환, 우차신기
  환 등

- **안정피로(眼精疲勞)** : 영계출감탕, 시호가용골모려탕, 가미소요산,
  보중익기탕 등

- **중심성 망막염** : 영계출감탕, 오령산, 이진탕, 계지복령환, 소시호
  탕 등

- **안구건조증** : 육미환, 자음강화탕, 맥문동탕, 온경탕, 인삼영양탕 등

- **맥립종(다래끼)** : 갈근탕, 십미패독탕, 당귀작약산, 계지복령환 등

- **알레르기성 결막염** : 갈근탕, 소청룡탕, 형개연교탕, 월비가출탕 등

- **익상편** : 영계출감탕, 월비가출탕, 대시호탕 등

눈 질환에 좋은
영양보조식품

영양보조식품 중에서도 눈 질환의 예방과 개선에 보조적으로 사용하면 효과적인 것들이 많다. 어느 것이나 모두 쉽게 구할 수 있지만, 복용량은 설명서에 적힌 사항을 준수하기 바란다. 결코 남용해서는 안 된다. 영양보조식품은 어디까지나 보조적인 목적으로 사용될 뿐이다.

감잎차

감잎차는 엄밀하게 말하면 영양보조식품은 아니지만, 약 이외의 영양보조식품으로 이 항목에 넣어 설명하기로 한다.

감잎차에는 천연 비타민C가 아주 많이 들어 있다. 천연이기 때문에 체내 흡수율이 뛰어나다. 감잎차는 한약방이나 건강식품점에서 구입할 수 있다.

블랙징거

현미를 검게 볶은 식품이다. 검게 볶은 흑현미는 옛날부터 일본에서 겐신(玄神 또는 玄心)이란 이름으로 민간에서 암 치료에 이용되어 왔다. 흑현미는 몸속의 독소를 흡착해 혈액을 깨끗하게 해주는 작용을 한다. 커피 대용품으로 마셔도 좋은 식품이다. 현미커피라고도 부르며, 건강 식품점 등에서 구입할 수 있다.

루테인, 제아잔틴

둘 다 식물에 들어 있는 카로티노이드의 일종이다. 시금치, 브로콜리, 케일 등에 특히 많이 함유되어 있다. 미국 하버드 대학의 연구 결과, 루테인과 제아잔틴은 황반변성증의 위험도를 낮춘다는 사실이 밝혀져 현재 주목을 받고 있다. 일주일에 한 번이라도 시금치처럼 색깔이 진한 채소를 섭취한다면, 황반변성증의 위험도를 줄이는 효과가 있다. 데

이터에 따르면, 일주일에 2~4회 섭취하면 황반변성증에 걸릴 위험도가 46%로 낮아지고, 5~6회 섭취하면 보다 효과적이라고 한다. 둘 다 현재 영양보조식품으로 약국 등에서 시판되고 있다.

은행잎 진액

은행잎 진액은 독일, 프랑스 등에서는 약으로 판매되고 있으며, 뇌 상태를 개선시키는 다음과 같은 3가지 기능이 있음이 알려졌다.

① 말초혈관을 확장한다.
② 혈액 점조도(끈기)를 낮춘다.
③ 뇌 조직 속의 포도당 농도를 높이고, 유해한 젖산(피로물질)의 농도
   를 낮춘다.

은행잎 진액은 이와 같은 작용으로 눈 혈관이나 혈액 상태를 개선하고, 시신경의 혈류를 증가시켜 눈 질환의 개선 및 예방에도 도움을 준다. 약국 등에서 구입할 수 있다.

베타카로틴

스트레스로부터 망막을 보호하는 작용이 있다. 혈중 베타카로틴의 농도가 낮으면 황반변성증을 악화시키는 요인이 된다.

베타카로틴은 당근이나 호박 등 식물성 식품에 많이 함유되어 있다. 영양보조식품으로도 시판되고 있다.

아연

아연은 눈과 관련이 깊은 미네랄이며, 눈은 몸속의 다른 조직보다 훨씬 고농도의 아연을 필요로 한다. 아연은 비타민A가 충분히 기능하기 위해 필요한 물질이며, 부족하면 비타민A 결핍증처럼 시력이 저하되어 어두운 곳에서 잘 보지 못한다. 또한 안구건조증을 일으키는 원인 중 하나다.

특히 아연 황반변성증의 발병과 예방에 깊은 관련이 있으므로 황반변성증의 치료에 이용하면 효과적이다. 조개와 같은 천연 식품에 많이 들어 있지만, 영양보조식품으로 약국 등에서 시판하고 있다.

칼슘, 마그네슘

칼슘이 부족해도 백내장에 쉽게 걸린다. 또한 마그네슘은 평활근의 긴장을 풀어주어 눈 주위 근육의 경련을 예방한다. 눈꺼풀이 떨리는 증상은 마그네슘이 부족하기 때문에 일어나는 경우가 있다. 평활근은 눈의 안쪽에서 방수 유출을 조절하는 작용이 있다. 칼슘과 마그네슘은 서로 관련이 깊은 영양소이므로, 칼슘 2 대 마그네슘 1의 비율로 섭취하는 것이 이상적이다. 칼슘과 마그네슘의 영양보조식품은 약국 등에서 구입할 수 있다.

눈 질환에 좋은
운동요법

눈 질환의 예방과 개선을 위해서는 운동요법도 도움이 된다. 여기에서는 필자가 치료에 이용하고 있는 운동요법과 환자에게 권하고 있는 운동요법을 함께 소개하고자 한다. 운동요법을 보조요법으로 실행하면 눈 질환의 예방과 개선의 효과를 높일 수 있다.

혈액순환 요법

혈액순환 요법은 눈 질환의 예방, 개선에 큰 효력을 발휘한다.

우리의 몸은 혈액의 흐름이 정체되면 다양한 이상 증상이 발생한다.

이는 눈 역시 마찬가지로, 눈 질환의 배경에는 대개 혈액 흐름의 이상이 자리 잡고 있다.

녹내장과 백내장, 안구건조증과 같은 증상이 있는 사람의 눈을 진단해보면, 혈액이 원활하게 흐르지 않는다. 이처럼 혈류가 좋지 않은 곳에는 응어리가 생기게 마련이다. 이 응어리를 풀어주고 혈액 흐름을 원활하게 해 질환을 개선할 수 있는 방법이 바로 혈액순환 요법이다.

혈액순환 요법에 기초해 눈 질환과 그 증상에 대해서는 안와(眼窩) 주위의 뼈를 손으로 눌러서 혈행을 촉진시킨다. 참고로, 안와란 안구가 들어 있는 움푹 팬 곳을 가리키는데, 그 주위를 뼈가 감싸고 있다. 그러나 절대로 안구 자체를 누르지 않도록 주의해야 한다.

이 뼈 주위를 윗부분은 엄지손가락으로, 아랫부분은 둘째손가락으로 자극한다. 방법은 누른 후 천천히 다섯까지 센 후 얼른 떼어내는데, 눈머리에서 눈꼬리에 걸쳐 눈 주위를 조금씩 눌러주는 것이다. 이때 강하게 누를 필요는 없다. 너무 강하게 자극하면 오히려 역효과를 낼 수도 있다.

어디까지나 가볍게 천천히 누르다 얼른 떼어내도록 한다. 가볍게 누르면 모세혈관의 혈액이 주위로 퍼졌다가 떼어내면 그 주변의 혈액이 눌러준 곳을 향해 다시 모이게 된다. 마치 펌프와 같은 작용으로 혈액의 흐름을 좋게 하는 방법이다.

혈액순환 요법에 의한 자극은 하루에 두 번 실시한다. 특히 잠자기 전에 실시하면 눈의 피로가 해소되어 편안해지므로 효과적이다. 아주 간단한 요법이라 그 효과에 의문을 느끼는 사람도 있을지 모르지만, 매일 꾸준히 실시한다면 눈 상태가 전과 확연히 달라지는 것을 느낄 수 있다. 비유하자면, 자동차를 쾌적하게 타기 위해서는 세심한 정비가 필요한 것과 마찬가지다. 눈 역시 지속적으로 관리해야 쾌적한 시야를 유지할 수 있다.

또 안구건조증이나 안정피로(眼睛疲勞)에도 효과적이다. 한 번 실시하는 것만으로 눈의 피로가 해소되어 상쾌해진다.

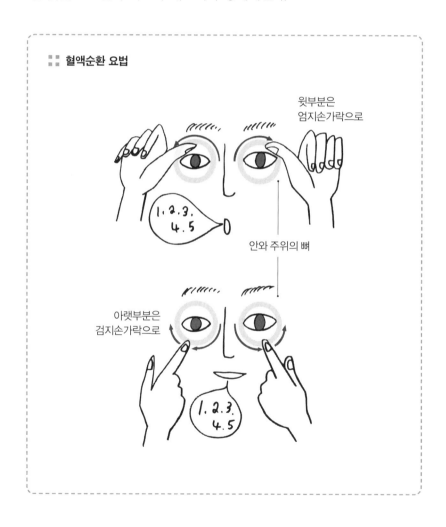

■: 혈액순환 요법

윗부분은
엄지손가락으로

1. 2. 3.
4. 5

안와 주위의 뼈

아랫부분은
검지손가락으로

1. 2. 3.
4. 5

눈 깜빡거림

　특별한 운동요법은 아니지만, 매우 간단한 방법이므로 꼭 한 번 해보기 바란다.

　방법은 순목(瞬目), 즉 눈을 깜빡거리는 것이다. 10초 동안에 2~3회, 리듬감 있게 깜빡거리는 것이 효과적이다. 눈 깜빡거림을 통해 눈물이 분비되면서 눈이 촉촉해져 안구건조증이 예방되고 개선될 뿐 아니라, 다양한 눈 질환의 예방과 개선에도 도움이 된다. 업무 중에 손쉽게 할 수 있는 방법이다.

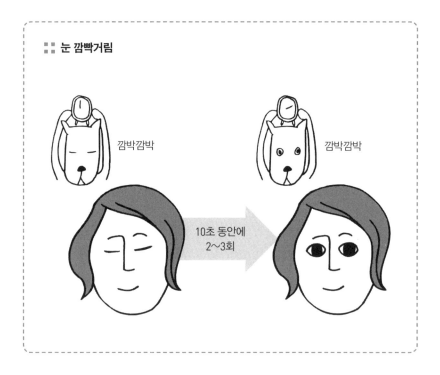

눈 깜빡거림

눈의 경혈 자극

　안와 주위에는 다음 150페이지의 그림처럼 한의학에 근거를 둔 경혈이 몇 군데 있다. 이들 눈 주위의 경혈도 동시에 자극한다면 울혈이 풀어져 혈행이 원활해지고 기(氣)의 흐름도 좋아지므로 눈 질환의 개선 효과를 보다 높일 수 있다. 또한 눈 질환의 예방에도 도움이 된다.

　눈의 경혈 자극에는 다음에 열거된 것처럼 각 증상마다 효과적인 경혈 자리(150페이지 참조)가 있다.

● **안구건조증에 효과적인 경혈 자리**： 정명, 승읍, 양백, 합곡

● **백내장에 효과적인 경혈 자리**： 정명, 동자료, 찬죽, 합곡

● **녹내장에 효과적인 경혈 자리**： 정명, 승읍, 합곡

　위의 세 경혈 자리에는 모두 '정명'이 포함되어 있는데, 그 이유는 정명이 눈의 모든 질환에 대응하는 경혈 부위이기 때문이다.

　경혈을 누르는 방법은 혈액순환 요법과 동일하다. 한 곳을 세 번 자극하면 충분하다.

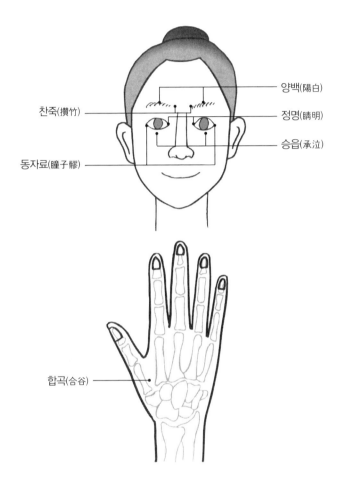

양백(陽白)

찬죽(攢竹)

정명(睛明)

승읍(承泣)

동자료(瞳子髎)

합곡(合谷)

- 안구건조증에 효과적인 경혈 자리 : 정명, 승읍, 양백, 합곡
- 백내장에 효과적인 경혈 자리 : 정명, 동자료, 찬죽, 합곡
- 녹내장에 효과적인 경혈 자리 : 정명, 승읍, 합곡

냉온욕

니시 가츠조(西 勝造) 선생이 1929년에 발표한 니시(西式) 건강법의 하나로, 냉욕과 온욕을 반복하는 방법이다. 냉온욕은 모세혈관의 바이패스(bypass)를 확대하기 때문에 체온을 빼앗기지 않으며, 냉증을 치유하고 고혈압을 개선한다. 그리고 입욕 후 물이 식는 일도 없고, 땀을 내지 않기 때문에 몸속에 있는 비타민C가 손실되지도 않는다. 또한 자율신경의 균형을 유지하는 작용도 있다.

이와 같은 효과가 있기 때문에 냉온욕은 녹내장과 안저출혈을 비롯한 눈 질환의 예방, 개선에 도움이 된다. 또한 피부가 탱탱해지고 아름다워지며, 기억력도 증강된다. 그리고 감기도 잘 걸리지 않게 된다. 참고로, 보통의 입욕은 땀을 내기 때문에 몸속의 비타민C가 손실된다.

냉온욕을 하려면 보통 욕조와는 다른 냉욕용 욕조가 필요하다. 하지만 욕조가 없는 경우에는 샤워기를 사용해도 무방하다. 그럴 경우에는 발에서부터 점점 위쪽으로 물을 끼얹어 간다. 방법은 냉욕으로 시작해 냉욕으로 끝내는 것이 원칙이다. 처음에는 다음과 같이 1분씩 반복해 합계 9회(9분)를 실시한다. 단, 심장병 등이 있는 사람은 냉온욕을 해서는 안 된다.

■ 냉온욕 순서(9회)

냉욕(1분)→ 온욕(1분)→ 냉욕(1분)→ 온욕(1분)→ 냉욕(1분)→ 온욕(1

분)→ 냉욕(1분)→ 온욕(1분)→ 냉욕(1분)

니시 건강법의 운동요법

니시 건강법은 니시 가츠조 선생이 체계화시킨 자연의학이다. 니시 건강법은 채소주스나 현미채식의 식사요법과 니시 6대 법칙을 비롯한 운동요법으로 이루어져 있다. 니시 6대 원칙에는 딱딱한 평상 침대와 경침(뒤에 언급) 이용, 금붕어 운동, 모관운동, 합장합척 운동, 배복(背腹) 운동이 있다. 이 이외의 운동요법에는 냉온욕, 족욕, 사지 강화법 등 다양한 방법들이 있다.

이들 운동요법은 스스로 자신의 몸을 활용해 실시하는데, 이 중에는 모관운동처럼 어려운 운동도 있다. 그러나 금붕어 운동과 모관운동을 효과적으로 할 수 있는 운동기구는 시중에서 판매하고 있으므로 이런 기구를 이용하는 것도 좋은 방법이라 할 수 있다.

금붕어 운동

삐뚤어진 등뼈를 스스로 교정하는 방법이다. 이 운동으로 척주(脊柱) 좌우의 이상이 치유되고, 이에 따라 척추신경이나 자율신경이 조정되어 장이 좋아지고 변비가 개선된다. 자율신경이 정비된다는 점에서도 눈 질환의 개선과 예방에 특히 도움이 된다.

●● **운동 방법**

1 평평한 바닥에 베개를 사용하지 않고 위를 보고 눕는다.

2 양발을 모으고 나서 발끝을 당기고 무릎 뒤쪽은 죽 펴지도록 한다. 그리고 양손은 목 뒤에서 깍지를 낀다.

3 이것이 기본 자세로, 이 자세를 유지하면서 마치 금붕어가 헤엄치듯이 몸을 좌우 수평으로 흔든다. 처음에는 1회 2분 정도 실시하고, 익숙해지면 5분간 실시한다.

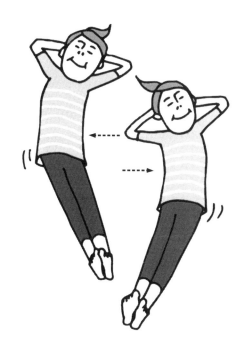

몸의 혈액순환과 림프액의 흐름을 원활하게 만드는 효과가 있다. 피로회복에 탁월한 효과가 있어 다양한 질병의 예방과 개선에 도움을 준다. 몸의 혈액, 특히 말초혈관의 순환을 원활하게 하는 효과가 탁월하므로 눈 건강을 유지·촉진하는 데 효과적이다. 녹내장, 백내장을 비롯한 눈 질환의 예방, 개선을 위해 꼭 실행하길 권한다.

●● **운동 방법**

1 평평한 바닥에서 경침(어묵 모양의 딱딱한 나무 베개)을 이용해 위를 보고 누워 양손 양발을 수직으로 곧게 뻗는다.

2 그 자세에서 손발을 가볍게 떤다. 1회에 1~2분간 실시한다.

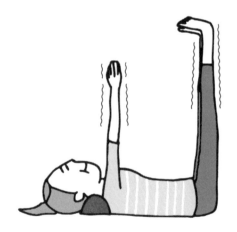

족욕

족욕은 말초혈관의 혈액순환을 원활하게 하고 몸의 혈행을 개선하는 효과가 있다. 방법은 다음과 같다.

속이 깊은 용기에 더운물(약 43℃)을 넣는다. 물의 온도가 일정하게 되도록 더운물을 조금씩 부으면서 20~30분 정도 양발을 담그는데, 조금 땀이 날 정도로 한다. 족욕이 끝난 후에는 물과 비타민C를 보충한다.

연공십팔법

연공십팔법(練功十八法)은 현재 중국의 '3조(三操)' 중 하나다. 3조란 국가가 지정한 체조로, '연조(연공십팔법), 태극권, 라디오 체조'를 가리킨다.

이 3가지 체조 중 가장 새로운 연공십팔법이 탄생한 이유는 중국의 인구 증가와 근대화의 물결 속에서 생활습관병이 증가하고 목과 어깨 결림, 요통 등과 같은 부정수소가 늘어났기 때문이다. 1969년부터 연구가 시작되어 '의료와 체육을 결합시켜 병의 예방과 치료를 겸한다'는 목적에서 방대한 임상 데이터를 수집해 검토한 결과, 1976년에 연공십팔법이 정식으로 발표되었다.

연공십팔법은 중국의 전통의학과 현대의학의 결합, 또는 의료와 체육이 양립하는 체조로 현대의 합리성에 입각해 중국의 전통과 지혜를 살려 국가 전체의 협력을 얻어 만들어진 보건치료 체조라고 할 수 있다. 연공십팔법의 동작은 천천히 끊어지지 않도록 연결되어 있는 것이 특징이다. 그러므로 동작을 천천히 하도록 주의를 기울여야 한다.

연공십팔법은 몸의 신진대사를 촉진하고 혈행을 원활하게 하는 등 기본적인 몸의 컨디션을 조절하는 데 도움을 준다. 눈의 치료와 예방을 위한 방법으로 연공십팔법을 권한다.

연공십팔법은 전단 3세트, 후단 3세트로 나뉘어 각각 18절(18가지 동작)로 구성되어 있다. 그중에서 목과 어깨 결림을 해소하는 상반신 동작 6가지를 여기에 소개한다.

제1절 경항쟁력(목의 힘 겨루기)

●● **준비자세**

양발을 어깨 넓이만큼 벌리고, 발은 정면을 향한다. 머리 위(백회 경혈이 있는 정수리)는 위를 향하고, 얼굴은 정면을 바라보며, 눈높이는 바꾸지 않는다.

●● **기본동작**

1 머리를 왼쪽으로 최대한 돌린다. 눈은 왼쪽을 바라본다.
2 준비자세로 돌아온다.

3 머리를 오른쪽으로 최대한 돌린다. 눈은 오른쪽을 바라본다.

4 준비자세로 돌아온다.

5 머리를 최대한 들어 하늘을 바라본다.

6 준비자세로 돌아온다.

7 머리를 최대한 숙여 땅을 바라본다.

8 준비자세로 돌아온다. 이 동작을 2~4회 실시한다.

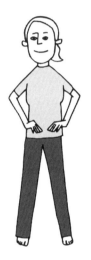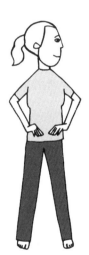

제2절 좌우개궁(좌우로 활을 당긴다)

●● **준비자세**

양발을 어깨넓이보다 조금 넓게 벌리고, 발끝은 정면을 향하게 하고 선다. 얼굴에서 30㎝ 떨어진 곳에서 양손의 호구(虎口)를 서로 마주보게

해(손바닥은 앞을 향함) 원을 그린다. 완성된 자세는 아래쪽 그림과 같다.

●● **기본동작**

1 손바닥을 가볍게 쥐고 견갑간부(견갑골과 척추 사이)에 근접하도록 양손을 좌우로 나눠 벌린다. 이때 팔꿈치 관절은 조금 내린다. 손바닥은 앞을 향한다. 머리를 왼손의 움직임에 맞춰 왼쪽으로 돌린다. 눈으로 왼손을 좇듯이 따라 움직이면 된다. 단, 시선은 왼손 앞의 먼 곳에 둔다.

2 준비자세로 돌아온다.

3 ①~②와 같은 동작을 실시한다. 단, 머리를 돌리는 방향은 오른쪽으로 바꾼다. 이 동작을 2~4회 실시한다.

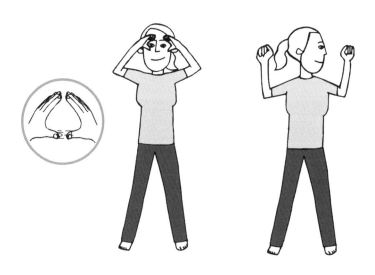

제3절 쌍수신전(양손을 뻗는다)

●● **준비자세**

양발을 어깨넓이로 벌리고, 발끝은 정면을 향하게 하고 선다. 양손은 가볍게 쥐고 어깨 옆에 자연스럽게 둔다. 양팔을 구부려 어깨높이에 두고, 손바닥은 앞을 향하게 한다.

●● **기본동작**

1 손을 호구 형태로 바꾸면서 양손을 위로 뻗는다. 손바닥은 정면을 향하고, 눈은 왼손을 좇으며 머리도 함께 움직인다.

2 준비자세로 돌아온다.

3 ①~②와 같은 동작을 실시한다. 단, 눈은 오른손을 좇는다. 이 동작을 2~4회 실시한다.

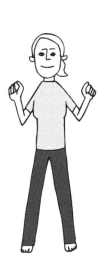
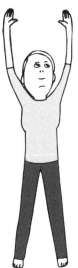

●● 준비자세

양발을 어깨넓이보다 조금 넓게 벌리고, 양손은 손바닥을 안쪽으로 향하게 하고 배 앞에서 교차시킨다. 이때 증상이 있는 쪽의 손을 위로 겹친다.

●● 기본동작

1 양팔을 교차시킨 채 곧바로 위로 올린다. 눈은 손등을 바라본다.
2 양팔을 좌우로 벌리고 호를 그리듯 몸의 양쪽으로 내려 준비자세로 돌아온다. 이때 손바닥은 위로 향한다. 아래쪽으로 향했을 때는 자연스럽게 손바닥을 뒤집는다. 눈은 항상 증상이 있는 쪽의 손을 바라본다. 이 동작을 2~4회 실시한다.

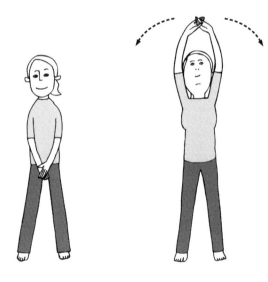

●● **준비자세**

양발을 어깨넓이보다 조금 넓게 벌리고 선다.

●● **기본동작**

1 양팔의 팔꿈치를 구부려 몸의 뒤쪽으로 당기고 측면을 거쳐 위로 들어올려 날개를 펼친 상태가 되게 한다. 이때 팔꿈치는 눈썹 높이로 올리고 양손은 아래로 늘어뜨리며 손등을 마주보게 한다. 눈은 왼쪽 팔꿈치를 본다.

2 양 팔꿈치를 내리고 양손을 얼굴 앞에서 서로 마주보게 한다. 그리고 천천히 밑으로 내려 준비자세로 돌아온다.

3 ①~②와 같은 동작을 실시한다. 단, 시선은 오른쪽 팔꿈치로 바꾼다. 이 동작을 2~4회 반복한다.

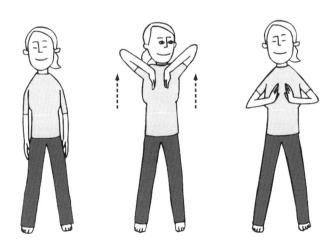

●● **준비자세**

양발을 어깨넓이보다 조금 넓게 벌리고 선다.

●● **기본동작**

1 왼손의 손등을 보면서 왼팔을 왼쪽 옆구리에서 위로 들어올린다.
 동시에 오른손 손등을 허리 뒤로 딱 붙인다.

2 왼손의 손등을 보면서 왼손을 내리고 준비자세로 돌아온다.

3 ①~②와 같은 동작을 실시한다. 단, 오른쪽 팔로 바꾸어 실시한
 다. 이 동작을 2~4회 반복한다.

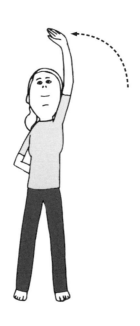

Part 6

식사요법으로
눈 질환을 극복한
10명의 사례

나는 입원하지 않고 이틀 정도 단식을 한 후,
곧바로 식사를 현미채식으로 바꾸었다.
고기, 달걀, 우유는 일절 입에 대지 않았다.
그러자 눈의 이상은 3개월 정도 지나자 완전히 회복되었다.
시력이 좋아지고 몸이 가벼워져 껑충껑충 뛰고 싶을 정도였다.
혈당치도 정상으로 돌아와
담당 의사가 놀라서 눈이 휘둥그레질 정도였다.

"현미채식과 발아현미 주스로 안압이 정상으로 돌아오고 충혈도 해소됐다"

후지시마 고이치(藤島耕一, 가명, 41세)

내가 처음 눈에 이상을 느낀 것은 2000년 12월이었다. 오른쪽 눈이 충혈된 것이 마음에 걸려 안과를 찾았더니, 안압이 22~24mmHg(정상치는 16~20mmHg)로 녹내장이라는 진단이 나왔다. 녹내장이란 안압과 시신경의 균형이 깨져 신경에 장애가 생기는 병이다.

한 달 후에 재검사를 받았더니, 안압이 28mmHg까지 올라갔다. 의사는 25mmHg 이상이 되면 약이 필요하다며 안약을 처방해주었다.

안약을 매일 밤 넣었더니, 안압이 17mmHg 정도로 떨어졌다. 하지만 나는 안약에 의존하고 싶지 않았다. 계속 안약을 넣게 되면 이사 등으로 인해 병원을 옮겨야 할 때 곤란하겠다고 생각했기 때문이다. 게다가 효과가 있는 만큼 부작용도 적지 않으리라는 생각에 걱정스러웠다.

또 나는 '녹내장은 유전입니다'라고 단정 지어 말하는 담당 의사를 도무지 신뢰할 수가 없었다. 왜냐하면 양친은 녹내장은커녕 가벼운 눈 질환조차 한 번도 앓은 적이 없었기 때문이다. 그래서 내 녹내장 발병의 진짜 원인을 제대로 설명해줄 수 있는 의사를 찾아야겠다고 생각했다.

그러다 2001년 3월경 건강 잡지에서 우연히 발견한 것이 야마구치 고조 선생의 기사였다. 이 기사를 읽고 약에 의존하지 않고 생활을 개선함으로써 눈 질환을 고친다는 선생의 사고방식에 크게 공감할 수 있었다. 집에서 야마구치 선생의 병원까지는 꽤 멀었지만, 곧바로 병원에 찾아갔다.

야마구치 선생의 말씀에 따르면, 근시인 사람은 녹내장에 걸리기 쉽다고 한다. 듣고 보니, 중학생 때부터 떨어진 시력은 오랫동안 0.02밖에 되지 않았다. 내 녹내장의 원인이 근시 탓이라고 한다면 어느 정도 납득할 수 있었다. 그리고 야마구치 선생의 지도로 생활 전반을 개선하기 시작했다.

매일 현미밥을 먹고 수분을 충분히 섭취했다. 먼저 아침에 채소주스 한 잔을 마시고, 감잎차는 물통 한 개 분량, 물은 2ℓ 정도를 마셨다. 평일은 한 번, 휴일은 두 번, 각각 1시간씩 산책을 하고, 금붕어 운동(152페이지 참조)을 하루에 한 번 실시했다.

처음에는 스스로 현미밥을 지어 먹었지만, 일도 해야 했기에 여간 힘

들지 않았다. 그래서 나중에는 함께 살고 있는 어머니께서 대신 해주셨다. 한 번 먹는 양은 밥 한 공기, 즉 반 홉 정도이다.

또 선생이 '안약을 중단하라'고 하셔서 곧바로 끊었다. 그러자 안압은 다시 22~24㎜Hg까지 올라갔다. 그렇지만 몸 컨디션이 좋아지면 안압이 내려간다는 사실을 야마구치 선생이 상세하게 설명해주셨기 때문에 별다른 걱정은 하지 않았다.

그리고 여름이 되자 발아현미 주스에 도전했다. 발아현미 주스란 발아한 현미를 물과 함께 믹서로 갈아서 만들면 되는 아주 간단한 것이다. 나는 스스로 현미를 발아시켜 주스를 만들어 마셨다. 여름에는 기온이 높아서 현미가 쉽게 발아했다.

발아현미 주스를 마시기 시작한 지 얼마 되지 않았을 때였다. 안압이 무려 16㎜Hg까지 내려갔다. 안약을 사용하지 않고도 정상 범위에 들어선 것이다. 일단 이 정도까지 안압이 내려갔다면 제아무리 다시 올라간다 해도 22㎜Hg 정도일 것이라는 생각이 들어 안심이 되었다.

걱정하면 할수록 안압은 올라가기 때문에 이 같은 안도감은 내게 매우 중요한 것이었다. 초기에 28㎜Hg까지 안압이 올라간 이유는 당시 나를 진찰했던 의사와의 사이에 신뢰관계가 없었던 탓일지도 모르겠다.

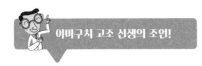
야마구치 고조 선생의 조언!

안압을 올리는 위험인자로는 카페인, 담배, 스테로이드 외용ㆍ내복약, 고혈압, 비만 등이 있다. 안압은 하루 중 아침에 가장 높이 올라가고, 이 시간대에 많은 물을 단시간에 섭취하면 그 위험은 더욱 높아진다. 계절적으로는 겨울에 안압이 올라가기 쉽다.

한편, 안압을 내리는 인자에는 운동, 원시(遠視), 비타민B6ㆍCㆍE의 섭취 등이 있다. 계절적으로는 여름, 하루 중에는 저녁에 안압이 내려가는 경향이 있다. 안압을 낮추는 효과가 특히 탁월한 영양소는 비타민C다. 감잎을 우려낸 차에는 100g에 600~800㎎의 천연 비타민C가 함유되어 있다.

후지시마 씨는 생활 전반에 걸쳐 안압을 올리는 인자를 피하고, 안압을 내리는 인자를 적극적으로 시행한 결과, 안압이 크게 떨어졌다. 현대의학에서는 식사와 같은 생활지도로 안압이 내려가는 사람은 드물다고 말하지만, 필자의 병원에서는 이 같은 사례들이 많이 있다.

"레이저 수술을 권유받았던 중증의 안저출혈이 현미채식과 소식으로 건강하게 회복됐다"

사토(佐藤北洲耕治) 선생 _ 의학박사·구강외과의, 64세

남에게는 건강을 돌보라고 누누이 강조하면서 정작 의사 자신은 건강에 무심하다는 말처럼, 나는 젊었을 때부터 건강에 최악이라 할 수 있는 폭음과 폭식의 생활을 계속해왔다. 하루 5~6끼니를 먹고, 술을 퍼부을 정도로 마시고, 담배는 하루에 5갑이나 피우는 그야말로 먹고 마시고 먹고 마시는 생활의 연속이었다. 게다가 술을 마신 뒤에는 새벽 2~3시에 온통 기름 범벅의 라면이나 불고기를 먹고 잠이 드는 일도 있었다.

이처럼 엉망진창인 식생활로 건강을 유지한다는 것은 천부당만부당

한 일이었다. 당연히 이런 무절제한 생활의 댓가로 33살 때(1972년)는 당뇨병으로 몸이 나른해지고 계단을 한 걸음도 올라갈 수 없는 상태가 되었다. 눈도 안저출혈로 상태가 나빠지면서 이상 증상이 나타나게 된 것이다. 즉 당뇨병에 기인한 망막증이었다.

평소 알고 지내던 의사에게 진찰을 받으러 갔더니, 혈당치가 580㎎/㎗나 되어(정상치는 공복 시 70~110㎎/㎗) "즉시 입원하지 않으면 목숨이 위험하다"는 말을 들었다.

그때 내 머릿속에는 약 10년 전에 자궁암으로 남은 생이 2~3개월밖에 남지 않았던 어머니가 떠올랐다. 링거주사 바늘도 들어가지 못할 만큼 혈관이 약해진 어머니는 달리 손쓸 방도가 없었다. 그대로 앉아 죽음을 기다릴 수밖에 없는 상태였다.

하지만 인간이란 존재는 생명력만 있으면 아무리 회생 가능성이 없어도 그대로 죽지는 않는다.

이틀 정도 지나자, 어머니는 "목이 마르다"고 말씀하셨다. 그래서 정수한 깨끗한 물을 조금 입에 넣어 드렸다. 그러자 조금 있다가 "조금 더 마시고 싶다"고 말씀하셨다. 그래서 물을 몇 번이나 넣어 드렸고, 그러는 동안 대변과 소변이 나오게 되고 식욕도 생겼다. 희망이 생긴 나는 어머니에게 현미죽과 밥을 조금씩 드렸다.

이후 몸에 좋은 자연식을 드신 어머니는 남은 생명이 2~3개월이라는 선고를 받았지만 그로부터 14년을 더 사셨다.

내가 당뇨병으로 생명이 위태로워졌을 때 머릿속에 떠오른 생각은 바로 그때의 어머니의 소생력이었다. 사람은 모두 놀라울 정도의 자연치유력을 가지고 있다. 자연의학 연구를 하고 있던 나는 이번에야말로 이를 실천해볼 절호의 기회라고 여겼다.

그래서 나는 입원하지 않고 이틀 정도 단식을 한 후, 곧바로 식사를 현미채식으로 바꾸었다. 고기, 달걀, 우유는 일절 입에 대지 않았다. 그리고 이미 병원을 개업하고 있었던 나는 그대로 병원 업무를 계속했다.

3개월 정도 지나자 눈의 이상은 완전히 회복되었다. 시력이 좋아지고 몸이 가벼워져 껑충껑충 뛰고 싶을 정도였다. 혈당치도 정상으로 돌아와 담당 의사가 놀라서 눈이 휘둥그레질 정도였다. 담당 의사가 가진 현대의학적 지식으로는 도저히 이해할 수 없는 불가사의할 정도로 놀라운 치유도 자연의학에서는 당연한 일이었다.

그러나 화장실에 들어갈 때와 나올 때가 다르다는 옛말처럼 젊었던 나는 또다시 폭음 폭식의 무절제한 생활로 되돌아가고 말았다. 그러다 컨디션이 악화되면 단식과 현미채식을 실시하고, 회복되면 다시 폭음 폭식으로 돌아가는 생활을 반복했다.

그런 생활이 결국 화를 부른 것일까? 또다시 당뇨병이 악화되어 눈에 이상이 생겼다. 눈앞에 검댕이 날아다니는 것처럼 보여 당황해서 안과를 찾았다.

진단 결과, 시력이 0.1도 안 되었다. 그리고 의사로부터 "안저출혈이 악화되었으니 레이저 치료를 하자"는 말을 들었다. 하지만 나는 레이저 치료가 원인이 되어 실명한 사람들을 많이 보았기 때문에 레이저 치료는 내키지 않았다.

레이저를 쓰지 않고 현미채식을 권하면서 경과를 지켜보는 안과 전문의가 없을까를 고민하다가 떠올린 분이 바로 예전부터 알고 지내던 야마구치 고조 선생이었다.

다시 현미채식 생활을 시작한 나는 야마구치 선생의 병원에 한 달에 한 번꼴로 다니면서 통원치료를 하게 되었다. 그리고 현미와 물로만 만든 현미주스를 마시게 되었다. 그러자 조금씩 안저출혈 상태가 좋아졌고, 그와 함께 시력도 회복되기 시작했다.

그리고 8년 전인 1995년에는 당뇨병성 신부전을 앓아 인공투석을 받게 되었다. 게다가 같은 해에 사고를 당해 뇌출혈로 인한 반신불수로 어쩔 수 없이 휠체어 생활을 하게 되었다. 하지만 지금도 차 운전은 하고 있다.

그런 상황에서도 나는 스스로 나을 수 있다는 자신감과 기력이 있었다. 그때부터 이번에야말로 평생 계속하겠다는 각오로 폭음 폭식의 생활을 완전히 청산했다. 식사는 하루 한 끼 현미와 콩, 채소, 해조류, 생선류를 800~1200㎉ 섭취할 뿐이다. 그 대신 꼭꼭 씹어 먹고 있다. 인간은 튼튼한 이빨로 잘 씹어 다량의 침을 분비해 먹는 것이 이상적이다. 이를 충실하게 실행함으로써 일상생활뿐 아니라 사회생활도 어느 정도 할 수 있을 만큼 회복되었다.

현재 나는 쾌식·쾌면·쾌변으로 쉽게 지치지 않으며, 제1종 제1급 장애자이긴 하지만 나름대로 쾌적한 생활을 보내고 있다. 그 후 백내장이 진행되어 안내 렌즈를 넣었지만, 안저와 망막 상태가 양호한 덕분에 시력은 오른쪽 0.9, 왼쪽 1.0으로 생활에 전혀 지장이 없다.

인공투석을 받게 된 지 8년이 흘렀지만, 당뇨병성 신부전 때문에 인공투석을 받으면서 이렇게 건강한 상태를 유지하는 사례는 드물어 투석을 해주는 의사조차 깜짝 놀라고 있다. 강연 때문에 자주 지방에 내려가는 등 정상인 못지않은 생활을 영위하고 있다.

만성질환의 원인은 대개 그 사람의 식생활에 기인하는 경우가 많다. 그러므로 병의 원인을 스스로 제공했다는 환자 자신의 자각과 식생활 개선이 가장 중요하다.

나는 '현미채식·소식·잘 씹기' 3가지에 주안점을 둔 식사요법을 '식사 유신(維新)'이라고 이름 붙이고, 많은 사람들에게 그 필요성을 전하기 위해 2003년 6월에 이를 위한 시설 '자연향(自然鄕) 조유의 마을'을 설립했다.

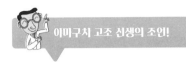

　사토 선생은 자신의 체험을 토대로 현재 현미채식을 지도하고 있으며, 지금까지 수많은 환자들을 지원하고 있다.

　사토 선생이 처음 필자의 병원을 찾아왔을 때 안저에는 신생혈관이 많이 보였고, 현대의학으로는 레이저 치료밖에 별다른 방법이 없는 말기 상태였다. 유리체에도 출혈이 있었고, 본인도 실명을 각오하고 있었다. 솔직히 필자조차 '절망적'이라고 생각했을 정도였다. 그런 상태에서 2년 반만에 출혈과 백반(白斑)은 두말할 것도 없고, 신생혈관도 거의 사라졌다.

　이렇듯 식사요법을 비롯한 생활개선에 따른 효과는 놀라울 따름이다. 사토 선생의 놀라운 효과와 극적인 변화에는 발아현미 주스가 크나큰 역할을 했다고 생각한다. 발아현미의 위력을 잘 알고 있던 나조차도 경이적이라고밖에 표현할 수 없는 발아현미의 힘을 새삼 실감할 수 있었다.

　사토 선생의 사례는 당뇨병과 그 합병증을 앓고 있는 환자들에게 커다란 참고가 될 것이다. 현재 사토 선생은 혈색도 아주 좋고, 초기에 진단했을 때와는 마치 다른 사람이 된 것처럼 건강해 보인다. 자신의 체험을 바탕으로 앞으로도 난치병 환자들에게 훌륭한 지도를 해주시기를 기대한다.

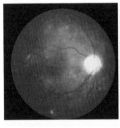 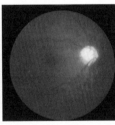

◀왼쪽 사진에는 신생혈관과 검은 반점(출혈), 백반(출혈 흔적과 침출물)이 많이 보인다.
▶오른쪽 사진은 현미식을 철저하게 실천한 후의 모습이다. 신생혈관이나 검은 반점, 백반이 많이 줄었고 깨끗해졌음을 확인할 수 있다.

● 사토 선생의 프로필
1939년 일본 홋카이도 출생. 1964년 니혼 치과대학 졸업, 도쿄 의과대학병원 구강외과 근무. 1981년 의료법인 치성회(齒誠會)를 설립하고 이사장에 취임. 1988년 의학박사 취득. 1998년 홋카이도 치과기술전문학교 총장 취임. 2002년 '자연향 조유의 마을' 식사 유신의 모임 대표. 저서에 『식사 유신으로 암을 고친다!』가 있다.

"중증 당뇨병으로
망막증에 걸렸으나
식사요법으로 개선됐다"

신치 유이치로(新地裕一郞, 42세)

나는 약 11년 전부터 당뇨병을 앓고 있다. 당시 혈당치가 200㎎/㎗나 되어(정상치는 공복 시 70~110㎎/㎗) 검사, 지도, 치료를 팀 의료로 행하는 '교육 입원'을 권유받았다.

하지만 그 당시 내게는 해야 할 일이 너무 많아 입원을 거절하고, 스스로 식사에 좀 더 신경을 썼다. 오곡미(보리, 조, 피, 콩 등이 들어간 쌀)를 먹고 육식을 줄였다.

6~7년 전에는 업무량이 하루 15~18시간으로 스트레스도 많았고 움직이는 것이 괴로울 정도로 증상이 악화되어 있었다.

병원에 갔더니, 혈당치가 900㎎/㎗나 된다며 의사가 서둘러 입원하라고 말했다. 도저히 입원할 여건이 못 된다고 버티자, 그러면 목숨을 보장할 수 없다고 했다.

그래서 결국 인슐린 주사만 맞기로 했다. 주사를 맞자 증상은 확실히 개선되었지만, 나는 인슐린 주사에 의존하고 싶지 않았다. 왜냐하면, 대부분의 의사들은 "당뇨병은 치료되지 않는다"고 말하면서 혈당치를 낮추는 유일한 치료법으로 인슐린 주사를 사용하고 있기 때문이다.

하지만 나는 병을 고치고 싶었다. 만약 치료를 받는다면 고칠 수 있는 방법을 쓰고 싶었다. 그래서 인슐린 주사를 계속 맞으면서 현대의학과는 다른 대체요법들을 백방으로 수소문하고 있었다.

그런데 2년 반 정도 전의 일이었다. 왼쪽 눈의 시야가 부분적으로 짙은 안개가 낀 것처럼 흐릿하게 보이기 시작했다. 눈이 금붕어처럼 돌출되었고, 욱신욱신 쑤셨다. 좌우 모두 0.8이었던 시력도 양쪽 눈 모두 0.2까지 급격하게 떨어졌다. 나중에야 알게 된 사실이지만, 혈당치가 비정상적으로 높은 상태에서 과로가 겹쳐 몸이 탈진 상태였고, 그 증상 중 하나로 눈에 이상이 나타난 것이었다. 빛이 너무 눈부시게 느껴져 차를 운전하는 것도 위험했다. 나는 택배 배달업무를 맡고 있었으므로 어쩔 수 없이 회사를 휴직하게 되었다.

늘 다니던 병원의 안과를 찾아가자, 당뇨병에 기인한 망막증이라는 진단을 받고 흰자위에 주사를 맞았다. 그러자 증상이 사라졌고 차도 운전할 수 있게 되었다.

그런데 반년 후, 또다시 눈 상태가 악화되었다. 눈이 충혈되어 빨갛게 된 것이다. 의사는 "안압이 올라가 안저출혈을 일으켰으니 레이저로 치료하자"고 마치 당연하다는 투로 말했다.

어떻게 된 일인지 설명해달라고 하자 의사는 얼굴에 짜증스런 기색을 역력하게 드러내었다. 그리고 그렇게 알고 싶으면 스스로 책을 사서 공부하라고까지 말하는 것이었다. 나는 안약만을 처방받고 그 병원에 가는 것을 그만두었다. 그 의사에게 너무나 큰 분노와 불만을 느꼈기 때문이다. 고지(告知)에 입각한 동의(informed consent, 환자가 납득해 치료법을 선택할 수 있도록 의사가 증상이나 병의 진행, 치료법 등에 대해 설명하는 일)는 전혀 없고, 그저 일방적인 치료만을 강요하고 있었던 것이다.

내과, 정형외과도 "당뇨병이니까"라는 말 한마디로 끝낼 뿐 각 신체 기관들과의 연관성이나 전신치료에 대한 언급이나 치료를 하는 곳이 없어 '이 병원도 이 정도밖에 안 되는가' 하고 그만 체념해버렸다. '어디 좋은 방법이 없을까' 하고 고민하던 중에 발견한 것이 어느 건강 잡지에 실려 있던 야마구치 고조 선생의 기사였다. 그 당시 나는 거의 병석에서 누워만 지내는 환자와 다를 바 없는 상태였다. 발목이 아파 앉는 것조차 고역이었고, 신경도 손상되어 있었다.

원래 내과의사로 안저를 통해 몸의 상태를 알 수 있다는 야마구치 선생은 한의학도 공부한 분이셨다. 이분이라면 내 병을 고쳐줄 수 있을지 모른다는 생각에, 야마구치 선생의 병원이 내가 사는 곳에서 먼 도치기현에 있었지만, 먼 길을 마다않고 병원을 찾아갔다. 2002년 1월의 일이었다. 그때는 정말 지푸라기라도 잡고 싶은 심정이었다. 나는 눈뿐 아니라 몸을 다 살펴볼 수 있는 의사를 찾고 있었던 것이다.

하지만 도저히 대중교통을 이용할 수 있는 상황이 아니었으므로 직접 차를 운전해 찾아갔는데, 이것은 나에게 너무나 힘든 일이었다. 전신에 신경 장애가 있었으므로 운전을 하고 있으면 몸이 땀투성이가 된다. T셔츠 안 쪽에 가슴과 등에 수건을 넣어두었지만, 금방 땀에 흠뻑 젖었다. 30분마다 운전을 중단하고 휴식을 취했는데, 그때마다 T셔츠를 갈아입어야 했다. 마지막으로 남아 있는 힘을 짜내 필사적인 심정으로 겨우 야마구치 선생의 병원에 도착할 수 있었다.

진찰실에서 만난 야마구치 선생은 한 시간이고 두 시간이고 납득이될 때까지 내 이야기를 들으시고 알기 쉬운 그림을 그려가며 병에 대해자세히 설명해주셨다. 내 눈에는 망막의 염증과 가벼운 녹내장이 생겼다고 하셨다.

안약과 한약을 처방받고, 식사요법 지도를 받은 후 발아현미 주스와블랙징거, 고다 미쓰오(甲田光雄) 선생의 저서 등 여러 가지 유용한 정보를 얻을 수 있었다.

지금까지 나는 안과의사로부터 "일단 시력이 떨어지면 다시는 회복되지 않는다"라든가 "이대로 두면 실명한다"는 말만 들어왔다. 그런데 야마구치 선생의 "나도 과거에 시력을 회복한 경험이 있습니다. 회복될 겁니다. 당뇨병도 나을 거고요"라는 말에 이 분이라면 고칠 수 있을지도 모른다며 믿어보자는 마음이 들었다.

그 후 야마구치 선생으로부터 받은 몇 가지 정보를 일상생활 속에서 꾸준히 실천했다. 지금은 소식의 중요성과 고마움을 인식하며 하루 두 끼, 배의 7~8부만 차도록 먹고 있다. 주식은 현미에 잡곡과 해조류를, 부식은 채소를 중심으로 콩이나 생선, 조개, 된장, 간장, 초절임 음식 등을 먹고 있으며, 고기나 가공식품, 정미 등은 삼가고 있다. 예전보다 식생활에 대한 의식이 높아졌고 일상 생활도 즐길 수 있게 되었다.

　　큰 병에 걸리고 나서야 비로소 일본인에게는 일본인에 맞는, 예부터 내려오는 전통적인 식사가 있다는 사실을 깨닫게 되었다.

　　2003년 4월 현재, 불안정하지만 시력은 눈에 띄게 회복되었고, 망막증이나 녹내장, 안저출혈도 없으며, 인슐린 주사도 1년 가까이 맞지 않고 있다. 혈당치도 조금 높긴 하지만 200~300㎎/㎗ 정도이다. 단, 식사에 조금만 주의를 게을리 하면 혈당치가 바로 올라가므로 식사의 중요성을 절실하게 깨달았다.

　　그 후 여러 의사들에게 진찰을 받았는데, 당뇨병이 악화된 상태임에도 실명이나 신장염, 간염, 괴저(발 등의 조직이 죽는 일) 등도 없고, 체력이나 근력이 80대와 비슷한 수준밖에 안 되는 몸인데도 "증상은 회복되고 있다"며 의사들은 고개를 갸웃거렸다.

　　어떤 의사는 "의사가 이런 말을 하는 게 좀 우습지만, 당신은 신의 보호를 받고 있는 듯합니다. 정말 신기하네요"라고 중얼거렸다.

　　야마구치 선생에게 진찰을 받은 것은 불과 세 번밖에 안 되지만, 내게는 큰 전기가 되었다. 식사요법, 한약, 운동 등을 계속해온 덕분에 예전과는 비교도 안 될 정도로 컨디션이 좋았다. 정말로 그저 허기를 면하는 식사가 아니라 건강하게 살아가기 위한 식사를 계속 실천해 나가고 싶다. 야마구치 선생께 감사드린다.

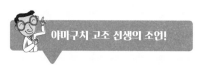

야마구치 고조 선생의 조언!

신치 씨가 처음 필자의 병원을 찾아 왔을 때는 의자에 앉아 말을 하는 것조차 힘들어 보였지만, 자신의 병을 고치겠다는 의지만큼은 강하게 느낄 수 있었다.

한의학에서는 망막증이나 녹내장 등과 같은 눈 질환은 신장과 특히 깊은 관련이 있는 것으로 본다. 이러한 신장 기능을 높이는 한약의 복용과 식사를 비롯한 생활 전반의 개선을 통해 현재 신치 씨의 눈 질환은 놀랄 정도로 좋아졌다.

신치 씨 스스로 "40대 초반에 몸은 80대가 되었지만, 생활 자체를 바꿈으로써 원래대로 돌아갈 수 있다고 믿는다"고 말하는데, 필자는 그가 분명히 당뇨병을 극복할 수 있으리라 믿는다.

지금까지 실천해온 식생활을 유지하면서 앞으로는 발아현미 주스에도 도전했으면 한다. 그렇게 한다면 당뇨병에 더욱 커다란 효과를 기대할 수 있을 것이다.

"동맥경화로 인한
안저출혈이
식사요법으로 개선되고
시력도 점차 회복됐다"

오타 마사에(太田雅江, 가명, 59세)

2002년 11월부터 매월 1회, 가이세이 안과의 야마구치 고조 선생의 진찰을 받았다. 진찰을 받을 때마다 야마구치 선생으로부터 점점 좋아지고 있다는 말씀을 듣게 되어 기쁜 마음을 주체할 수가 없다.

내 눈에 이상이 생긴 것은 2002년 5월이었다. 왼쪽 눈이 피곤해 흐릿하게 보였다. 그러다 차차 보이지 않게 되었다. 일주일이 지난 후 눈에 문제가 생겼다고 생각한 나는 집 근처에 있는 종합병원에서 진찰을 받았다. 그랬더니 동맥경화로 인한 안저출혈이라는 진단이 나왔다.

그때 내 왼쪽 눈은 시야의 4분의 3이 막이 끼어 있는 상태였고, 시력은 제로였다. 운이 나빴던 탓일까, 내 경우에는 망막의 중심부, 즉 사물을 보는 중심 부위에 출혈이 일어난 듯했다.

치료는 안저출혈을 막는 약을 복용하는 것뿐이었다. 약을 계속 복용하자 출혈 부위는 아주 조금 좋아진 듯했으나 시력은 조금도 회복되지 않았다. 2주일에 한 번꼴로 병원을 다니면서 약을 계속 복용했지만 전혀 개선되지 않았다.

반년이 지났을 무렵, 담당 의사로부터 레이저 치료를 받는 것이 좋겠다는 권유를 받았다. 약 복용만으로는 한계가 있는 듯했다. 의사에게 물어보니 레이저 치료는 출혈을 멈추는 데 그 목적이 있고, 시력을 회복하기 위한 치료는 아니라고 했다.

또한 한번 레이저로 태운 혈관은 다시는 원래대로 돌아오지 않는다는 말을 듣고 나는 불안해졌다. 그래도 별다른 방도가 없어 레이저 수술을 위한 예약을 한 후 그날은 집으로 돌아왔다.

그로부터 이틀 후의 일이었다. 10월 중순쯤으로 기억된다. 조간 신문에 건강 잡지 〈유호비카〉의 광고가 실린 것을 얼핏 보다가 '안저출혈을 발아현미 주스로 고친다'는 표제가 눈에 들어왔다.

그 즉시 잡지책을 샀고 기사를 읽고 도치기 현에 병원이 있는 야마구치 선생에 대해 알게 되었다. 그리고 남편이 선생의 병원에 전화를 걸어 '레이저 치료를 받고 싶지 않다. 어떻게 해서든 식사요법으로 안저출혈을 고치고 싶다'는 희망을 전했더니, 야마구치 선생은 진찰을 해주시겠다고 약속하셨다.

우리 집에서 가이세이 안과가 있는 지치의대 앞까지는 고속도로로 가도 3시간 정도 걸린다. 남편이 쉬는 토요일에 예약해 남편이 운전하는 자동차를 타고 병원을 찾아갔다. 아마 11월 8일이었을 것이다.

진찰실에서 우리 부부와 만난 야마구치 선생은 내 호소를 매우 진지하게 들어주셨다. 이야기를 하는 것만으로 불안이 어느 정도 덜어지는 듯했다. 야마구치 선생께 지금까지의 경위를 말씀드렸더니, "연령을 고려해볼 때 동맥경화가 원인이 되어 안저출혈이 생긴 것은 틀림없는 듯하다"고 하셨다.

야마구치 선생은 안저출혈에 대해 상세히 설명을 해주신 후, 치료법인 식사요법에 대해서는 발아현미 주스를 중심으로 하여 먹어도 좋은 음식, 먹어서는 안 되는 음식을 자세하게 말씀해주셨다. 그리고 한약을 처방해주셨는데, 혈액순환을 개선하는 약 등 2종류였다.

바로 그날부터 나는 현미식을 먹기 시작했다. 아침은 발아현미 주스와 채소주스, 점심식사와 저녁식사는 발아현미로 만든 밥에 반찬은 채소, 해조류, 생선 등이다. 고기와 달걀, 햄, 단것, 기름진 음식은 일절 입에 대지 않았다.

단것을 삼가는 일은 일주일 만에 익숙해졌다. 그리고 발아현미 밥은 현미를 발아해 밥을 짓는 밥통이 있어서 그것을 사용해 밥을 했다. 발아현미 주스에 사용하는 발아현미는 현미발아기를 사용해 발아시켰다. 이 기구는 현미를 넣고 20도에 맞춰 24시간이 지나면 발아한다. 그리고 발아한 현미는 물에 넣어 씻은 후 믹서로 간다.

한번에 많이 발아시켜 남은 것은 냉동 보관해두었다. 처음에는 믹서에 갈 때 건포도를 넣기도 했다. 이렇게 하면 좀 더 맛있게 먹을 수 있지만, 지금은 아무것도 넣지 않은 맛에도 익숙해졌다.

또한 수분 섭취가 중요하므로 하루에 감잎차 600㎖와 미네랄워터를 하루 평균 600~700㎖ 정도 마신다. 그 밖에 야마구치 선생의 권유로 영양보조식품인 블랙징거를 매일 마셨다. 하지만 홍차와 커피, 녹차는 일절 입에 대지 않았다.

처음 한 달 동안은 아주 철저하게 지켰다. 그 뒤에는 조금 느슨해지긴 했지만, 그래도 식사의 기본만큼은 엄격하게 지켰다. 과자도 아주 드물게 입에 대었다.

이렇게 식생활을 개선했더니 조금씩 좋아지기 시작했다. 한 달에 한번, 가이세이 안과에 진찰을 받으러 다녔는데, "오실 때마다 조금씩 좋아지시네요"라는 야마구치 선생의 말씀이 나에게는 큰 격려가 되었다.

가장 최근에는 3월 22일에 진찰을 받으러 갔는데, 안저검사 결과, "출혈이 줄어들었고, 순조롭게 회복되고 있다"고 말씀하셨다. 또한 선생은 나를 우등생이라고까지 칭찬해주셨다.

현재는 잘 안 보이는 부분이 4분의 1뿐으로, 시야가 아주 넓어졌다. 제로까지 떨어졌던 왼쪽 눈의 시력도 0.2로 회복되었다.

이렇게 내가 지금까지 식사요법을 유지할 수 있었던 것은 남편이 도와준 덕분이다. 우리 집은 성장한 자식이 독립해서 현재는 남편과 둘이서만 살고 있다. 남편은 나와 똑같은 식생활을 계속하고 있다. 그 덕분에 남편도 몸 상태가 아주 좋아진 것 같다.

야마구치 선생의 병원에는 항상 토요일날 진찰을 받으러 가는데, 남편의 회사가 토요일에 쉬기 때문이다. 항상 남편이 진찰실에 같이 들어가 야마구치 선생의 말씀을 경청한다.

그렇다고 해도 문제가 아주 없는 것은 아니다. 왜냐하면, 나는 총 콜레스테롤이 220㎎으로 조금 높은 편이다. 야마구치 선생은 표준보다도 기준을 조금 엄격하게 잡아 160㎎까지 낮추는 편이 좋다고 말씀하신다. 콜레스테롤이 높으면 눈 혈관에 좋지 않다는 것이 그 이유다.

"아직도 식사량이 조금 많은 편인지도 모릅니다"라고 야마구치 선생은 말씀하신다. 먹는 양을 더 줄이고 운동도 더 많이 해서 체중을 좀 더 줄이지 않으면 안 될 것 같았다.

야마구치 선생의 지도를 받고 난 후 체중이 3㎏ 줄었지만, 아직도 과식을 하고 있는 모양이다. 또한 운동은 지난해 11월에 모관운동과 금붕어 운동 기구를 구입해 매일 하고 있다.

어쨌든 선생은 "나을 겁니다"라고 말씀해주신다. 레이저 치료를 받기 전에 야마구치 선생을 알게 되어 나는 정말 행운이라고 생각한다. 그대로 레이저 치료를 받고 그 후에 현대의학의 통상적인 치료를 받았다면 지금쯤 어떻게 되었을까? 완전히 치유될 때까지 다시 한 번 힘을 내야겠다고 마음을 다져본다.

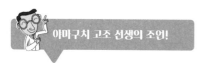

동맥경화가 원인이 되어 발병한 망막증에 의한 안저출혈은 식사 등의 생활개선을 통해서는 치유되기 힘들다고 현대의학에서는 말하지만, 결코 그렇지 않다. 올바른 식생활에 중점을 두고 그릇된 생활습관을 고친다면 출혈은 멎고 더 이상 진행되지 않는 일이 종종 일어난다. 그리고 저하된 시력도 회복된다.

그러나 시력의 회복에는 어느 정도 시간이 필요하다. 오타 씨는 매우 열심히 식사요법을 지키고 있다. 모범적인 환자로 한 달에 한번, 진찰을 받으러 올 때마다 좋아지고 있다는 점에서도 식사요법을 충실하게 실천하고 있음을 알 수 있다. 눈은 그 사람의 식사요법 등 생활양식과 몸의 건강 상태를 여실하게 드러내주는 창이기 때문이다.

오타 씨의 경우에는 콜레스테롤이 높다는 것이 유일한 문제점인데, 이를 위해 식사량을 조금 더 줄이면 좋으리라 생각한다. 시력 회복을 목표로 앞으로도 지금과 같은 식사요법 등을 지키는 생활을 계속해 나가시기 바란다. 그러면 시력은 반드시 지금보다 훨씬 더 회복될 것이다.

"식사 개선으로 3개월만에 혈당치가 정상이 되고 당뇨병성 망막증도 점차 개선됐다"

고야마 미쓰코(小山美津子, 가명, 43세)

2002년 11월부터 가이세이 안과의 야마구치 고조 선생의 지도를 받고 있다. 당뇨병이 눈까지 와서 망막증이 발병했기 때문이다. 야마구치 선생은 건강 잡지인 〈유호비카〉를 통해 알게 되었고, 인터넷을 통해 연락처를 알아내 전화를 했다.

그리고 〈유호비카〉에 전화를 해 체험자 연락처를 알아낸 후 직접 전화를 걸어 여러 가지 살아 있는 정보를 듣고 조언을 받았다. 나와 같은 당뇨병성 망막증이 식사요법을 통해 치유되었다는 사실을 체험자 본인의 입으로 직접 들었기 때문에 스스로도 납득이 갔고, 나 역시 꼭 해보리라고 생각했다.

내 눈에 처음으로 이상이 나타난 것은 지난해 8월쯤이었다.

왼쪽 눈을 가리고 오른쪽 눈으로 보면, 가로로 매직펜으로 쓴 것 같은 굵기로 한자 '二'와 같이 선이 그어져 있어 그 부분이 보이지 않는 것이었다. 병원에서 진찰한 결과, 당뇨병에서 온 망막증이라는 사실을 알게 되었다. 시력이 떨어진 것이다. 혈압이 높고 최대 혈압이 200㎜Hg이며, 그 선은 없앨 수 없다는 말을 들었다. 과거 1~2개월의 혈당치 추이 상태를 나타내는 헤모글로빈A1c(당화헤모글로빈)가 기준치를 훨씬 넘어서 당뇨병이라는 진단을 받았다.

사실 그 이전에 건강검진에서 한번, 혈당치가 조금 높다는 말을 들은 적은 있지만, 당뇨병이라고 진단받은 적은 없었다.

혈압도 혈당치도 높아 검사, 지도, 치료를 팀 의료로 행하는 '교육 입원'을 하게 되었다. 한 달 정도 입원을 해 약을 복용하면서 식사요법과 운동요법에 대한 지도를 받았고, 입원 중에는 오른쪽 눈을 레이저로 치료했다.

그러나 퇴원 후에도 약을 계속 복용하는 것이 왠지 두려웠다. 왼쪽 눈에도 망막증이 있어 이쪽도 머지않아 레이저로 치료를 하는 편이 낫다는 의사의 말을 들었다. 거기에다 약을 복용하고 있는데도 혈당치도 불안정했고 혈압도 높은 상태였다. 어떻게 하면 좋을지 혼자서 고민했다.

바로 그때 건강 잡지 〈유호비카〉에서 야마구치 선생의 기사를 보게 되었다. 처음 진료를 받으러 갔을 때 야마구치 선생은 식사를 포함해 생활 전반에 대해 아주 꼼꼼하게 지도해주셨다. 선생의 지도에 따라 식사는 현미를 주식으로 하고 반찬도 채소를 중심으로 했다. 고기, 달걀, 단것, 기름진 음식은 되도록 먹지 않았다. 요리에도 설탕은 일절 사용하지 않았고 단맛을 내기 위해서는 미림을 사용했다. 그리고 아침식사는 채소주스만으로 해결했다.

수분은 생수와 감잎차로 섭취하고, 커피나 녹차도 마시지 말라는 말을 들었지만, 커피를 못 마시는 것은 정말 너무 괴로웠다. 처음 얼마 동안은 아침에 일어나서 딱 한 잔만 마시기로 정했지만, 한 달 정도가 지나서는 커피도 과감하게 끊었다. 입원 중 당뇨병이 악화되어 비참한 상태에 처한 사람들을 많이 봐왔기 때문에 나 자신도 그렇게 되는 것이 두려웠다. 그래서 좋아하는 커피지만 그럭저럭 끊을 수 있었다.

감잎차는 매일 아침 주전자에 가득 끓여 마신다. 물은 시중에서 판매하는 미네랄워터를 마시고 있다.

운동은 걷기를 일주일에 3회 정도(한번에 40분 정도) 규칙적으로 하고 있다. 식사는 배의 8부 정도만 차게 먹도록 신경을 쓰고 있으며, 과식했다고 생각되면 운동 시간을 조금 더 늘리고 있다.

이처럼 생활을 개선한 결과, 체중 감소와 함께 2003년 2월에는 혈당치 지표가 되는 헤모글로빈A1c가 무려 5.5로 정상치가 되었다(정상치는 5.6 이하). 이전의 병원을 다녔을 때는 11이나 되었기 때문에 이것은 대단한 변화로 내게는 놀라움 그 자체였다.

2003년 2월부터는 혈당치를 낮추는 약을 더 이상 복용하지 않고 있지만 혈당치는 올라가지 않았다. 그러나 혈압은 좀처럼 내려가지 않아 혈압 강하제를 계속 복용하고 있는데, 지금도 최대 혈압이 150~160㎜ Hg이다. 이는 일상생활의 정신적 부담 때문이라고 보고 있다.

안저출혈은 멎은 듯하지만, 아직 눈의 부종이 완전하게 가라앉지 않았고, 시력도 개선되지 않았다. 야마구치 선생의 말씀에 따르면, 시력이 회복되는 데는 어느 정도 시간이 걸린다고 했다. 높았던 혈당치도 내려갔으니 앞으로도 더욱 노력해 식사요법을 계속해나갈 작정이다.

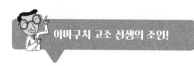

야마구치 고조 선생의 조언!

고야마 씨는 현미채식으로 식생활을 바꾸고 운동도 시작한 지 채 4개월도 지나지 않아 혈당치가 정상으로 돌아왔다. 이를 통해 식생활이 얼마나 중요한지, 그리고 식생활을 개선함으로써 이렇게 단기간에 당뇨병이 개선된다는 사실을 고야마 씨가 몸소 보여주고 있는 것이다.

눈 건강 상태는 몸의 건강 상태를 웃도는 법이 없다. 즉 몸의 상태가 좋아지면 덩달아 눈의 상태도 좋아지고, 눈 질환도 개선된다. 그러므로 병이 낫는 순서도 우선 몸 상태가 좋아지고 그 다음에 눈 질환이 개선된다. 그러므로 고야마 씨도 먼저 혈당치가 개선된 것이다.

그에 이어 눈도 느리지만 치유되는 과정 중에 있다. 조금 시간이 걸리지만 부종도 점차 사라지고 있으며, 시력도 회복되고 있다. 앞으로도 적정 혈당치를 유지할 수 있도록 계속 노력하기 바란다.

고야마 씨의 망막 부종은 아직 완전하게 없어지지는 않았지만, 참고로 최근 시력 검사에서 오른쪽 눈 0.9, 왼쪽 눈 1.5로 초진 때보다 아주 많이 좋아졌다.

"백내장으로
0.2까지 떨어진 시력이
한약 복용으로
1.2까지 회복됐다"

이치 게이코(大地圭子, 가명, 52세)

내가 백내장에 걸렸다는 사실을 깨달은 것은 서른여섯 살 무렵이었다. 벌써 18년 전의 일이라 기억이 잘 나지 않지만 인플루엔자가 잘못되어 폐렴으로까지 발전했다. 그로부터 어느 정도 시간이 지난 후 눈이 잘 보이지 않는다는 사실을 깨닫게 된 것이다.

나는 당시 근시로 평상시에는 하드 콘택트렌즈를 착용하고 있었다. 하드 콘택트렌즈는 흠집이 생기면 흐릿하게 보이는 경우가 있다. 그래서 시야가 흐릿하게 보여도 별다른 신경을 쓰지 않았는데, 알고보니 눈에 문제가 있었기 때문이었다.

오른쪽 눈이 잘 보이지 않는 듯하여 안과에서 진찰을 받았고, 그 결과 백내장이라는 사실을 알게 되었다. 아직 그렇게 중증은 아니지만, 의사의 말에 따르면 수정체에 흰 반점이 생긴 부분이 사물을 보는 중심 부분이므로 시력에 영향을 미쳤다는 것이었다. 잘 안 보인다는 느낌으로 시력 역시 조금 떨어진 정도였다.

의사로부터 "실명할 정도의 병은 아니지만, 치유되지는 않는다"는 설명을 들었다. 그래서 그때는 대학병원에 다니며 안약을 처방받았지만, 얼마 안 가 몇 년이나 그냥 방치해두었다.

그러다 약 12년 전쯤에 가이세이 안과의 야마구치 선생의 진찰을 받게 되었다. 오른쪽 눈의 시력이 0.3~0.2 정도로 떨어졌기 때문이다.

야마구치 선생의 병원에서는 한약인 팔미지황환과 이것과는 별도로 한 봉지씩 나누어 포장된 한방약을 처방받았다. 야마구치 선생에 의하면, 이 한약은 장 기능을 개선해 변비를 해소하고 몸 상태를 개선시켜 주는 것이라고 했다.

그로부터 2주일에 한 번꼴로 통원치료를 하고 한약을 계속 복용했는데, 언제부터인가 정확하게 기억은 못 하겠지만, 아마 한 2개월 정도 지났을까, 한약을 계속 복용한 덕분에 오른쪽 눈의 시력이 1.2까지 회복되었다. 그 후 6개월간 계속 복용했다. 이 한약의 효과는 야마구치 선생조차 놀랄 정도였다. 이 정도로 한약의 효과가 빠르고 확실하게 나타나는 일은 드물다고 했다.

시야가 흐릿하게 보이는 것이 완전하게 낫지는 않았지만, 시력은 크게 회복되었다. 한약을 복용하는 것 이외에는 아무것도 하지 않았으므로 시력이 회복된 것은 한약의 효과가 틀림없다고 생각한다.

야마구치 선생은 식사요법도 함께 실시하면 더욱 좋다며 이에 대해 꼼꼼하고 자세하게 알려주셨는데, 나 역시 한번 해봐야겠다고 생각했으나 아직 실행해 보지 않았다. 한약이 큰 효과를 보여 실행할 기회를 놓쳤던 것이다.

시력이 회복되고 나서도 정기적으로 야마구치 선생의 병원에 진찰을 받으러 다녔다. 회사에서 실시한 건강 검진에서도 한동안 시력이 떨어진 경우는 있었지만, 그래도 오른쪽 눈의 시력은 0.7 정도를 유지했다. 그러나 그 후 집안 사정과 업무 관계상 어느샌가 더 이상 통원치료를 할 수 없게 되었다.

그러다 지난해부터 오른쪽 눈의 시력이 다시 떨어지기 시작했다. 아마 이전과 마찬가지로 0.2~0.3 정도로 떨어진 것 같았다. 그래서 가이세이 안과에 전화를 해 이전과 같은 팔미지황환을 처방받았다.

그러나 가족 중에 환자가 있어서 통원치료를 받기가 힘들고, 규칙적으로 약을 복용하는 일도 쉽지 않아 다시 호전될 기미는 보이지 않았다.

가능하다면 기회를 봐서 다시 한 번 야마구치 선생의 진찰을 받고 자연요법으로 치유하려고 마음먹고 있다.

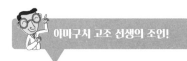

다이치 씨가 말했듯이 다이치 씨에게는 한약이 큰 효과를 나타냈다. 한약의 복용만으로 백내장이 개선되는 예는 드물지만, 다이치 씨처럼 효과를 나타내는 경우도 있다는 점에서 한약을 복용할 가치는 충분하다고 볼 수 있다.

게다가 식사요법을 비롯해 생활 전반을 개선하면 회복 가능성을 더욱 높일 수 있다. 다이치 씨의 경우도 시력이 회복된 이후라도 식사요법을 실시했다면 그 후 눈 상태는 매우 달라졌을 것이 틀림없다.

하지만 그렇다고 이미 늦었다는 말은 아니다. 다이치 씨가 다시 진찰을 받으러 오시기 바란다. 그리고 다시 한 번 한약을 복용하고 식사요법도 같이 실시하기를 권한다.

"좀처럼 낫지 않던
아들의 산립종이
발아현미와 채식으로
치유됐다"

곤도 다카코(近藤貴子, 가명, 56세)

아들이 자신의 눈에 이상이 생겼다는 사실을 깨달은 것은 지지난해 9월이었다.

오른쪽 눈의 눈꺼풀 뒤쪽에 뾰루지 비슷한 것이 나서 고름이 생기고 부었다. 안과에 가서 다래끼라는 진단을 받고 항생제를 처방받았다. 그러나 2주일이 지나도 좀처럼 낫지를 않았다. 게다가 고름이 생기자 눈꺼풀 뒤편에 쌀알 2개 정도 크기의 응어리가 생겼다.

아프지는 않은 듯했지만, 불안한 마음에 다른 안과를 찾아갔더니 산립종이라는 진단을 내렸다. 눈꺼풀에는 눈물이 마르지 않도록 지방막을 덮는 분비선이 있는데, 그 분비선이 막혀서 생기는 병이 산립종이라고 했다. 꽤 큰 산립종이므로 수술로 제거하는 편이 좋다고 말하고 국립병원을 소개해주었다.

국립병원을 찾아간 것은 10월 하순이었다. 이번에는 산립종이 더욱 진전되어 '육아종'으로 발전했다는 진단을 받았다. 수술로 제거할 수 있지만, 자연치유되는 경우도 있다고 했다. 아들은 당시 대학 2학년생으로 휴학하고 싶지 않다고 말했고, 또 자연치유되는 경우도 있다고 하므로 수술은 조금 더 경과를 지켜본 후 결정하기로 했다.

그 후 수술을 하지 않고 나을 방법을 찾기 위해 또 다른 안과를 찾아갔다. 그곳에서도 육아종이라는 진단을 내렸고, 스테로이드 약을 2주일 정도 점안하면 좋아질지도 모르지만 별다른 차도가 없을지도 모른다고 말했다.

어떻게 할까 고민하면서 좋은 치료법을 찾고 있던 중에 '식사요법과 한방으로 산립종이 치유된다'는 잡지 기사가 눈에 들어왔다. 곧바로 출판사에 이 요법을 실시하고 있는 야마구치 고조 선생의 연락처를 문의해 선생의 병원으로 아들을 데리고 갔다.

진찰을 받자 초기 단계의 산립종이라면 식사요법과 한약으로 고칠 수 있지만, 이렇게까지 많이 진행된 상태에서는 어렵다고 했다. 일단 체질 개선 한약을 복용하면서 육류나 단것, 달걀, 유제품, 지방을 끊고 발아현미를 먹도록 조언을 받았다. '그렇게 해서 줄기가 생기면 실로 묶어 제거할 수 있을 것'이라는 말씀이었다.

당시 열아홉 살이었던 아들은 케이크나 초콜릿과 같은 과자와 육류를 매우 좋아했다. 그렇지만 다른 사람과 비교해 육류나 단것을 훨씬 많이 먹는다고는 볼 수 없었다. 사실 아들은 어렸을 때부터 몸이 허약했기 때문에 오히려 식생활에는 더욱 신경을 써서 먹인 편이었다.

어쨌든 "이렇게 하면 수술하지 않고 나을 수 있다"는 야마구치 선생의 말씀에 나 역시 납득이 갔으므로 선생의 조언대로 육류, 유제품, 기름을 식단에서 거의 없애고 채소 중심의 반찬에 생선, 백미에 발아현미를 섞어 지은 밥을 먹이게 되었다.

사실은 발아현미가 들어간 밥은 2년 전부터 일주일에 이틀꼴로 먹고 있었지만, 그날부터는 매일 먹도록 했다. 아들이 현미밥은 맛이 없다고 불평을 늘어놓았으므로 점심 도시락만은 백미로 하되 아침과 저녁은 매번 발아현미 밥으로 먹도록 정했다. 백미 1.5컵에 0.5컵의 발아현미를 섞어 밥을 지었다.

기름도 될 수 있는 한 사용하지 말라고 하셨기 때문에 튀김이나 튀김요리도 식단에서 완전히 제외시켰다. 또한 육류를 먹을 수 없게 된 만큼 단백질은 두부, 고야두부(高野豆腐, 두부를 냉동 건조시킨 보존식), 생선, 멸치 등으로 보충했다.

이처럼 발아현미를 주식으로 삼아 채소 중심의 식사요법을 계속했지만, 12월 초순에는 왼쪽 눈꺼풀이 붓기 시작했다. 야마구치 선생께 상담하자 "단것, 육류, 우유, 계란을 4~5일간 완전히 끊음으로써 병이 쾌조를 보이는 경우가 많다"고 말씀하셨고, 한약도 처방받았다. 하지만 그다지 효과가 없었다.

그래서 다시 국립병원을 찾아가 진찰을 받으니, "왼쪽 눈은 산립종일 것이다. 그리고 오른쪽 눈의 육아종은 실로 제거하려 해도 조금 더 줄기가 나오지 않으면 실로 묶을 수 없다"고 말했다.

식사요법을 될 수 있는 한 충실하게 지켜도 눈에 보이는 이렇다 할 만한 개선은 보이지 않았다. 그래서 봄방학 때 수술을 받는 편이 나을지도 모르겠다는 생각이 들었다.

그런데 3월이 되자 오른쪽 눈의 육아종이 조금씩 작아지기 시작했다. 그로부터 얼마 지나지 않아 쌀알 2개 정도의 크기였던 육아종이 무려 4분의 1 정도까지 작아졌다.

물론 그때도 발아현미 밥을 될 수 있는 한 먹이도록 신경을 썼고, 육류와 단것을 삼가고 채소 중심의 식생활을 계속 실천하고 있었다.

국립병원에서는 이 정도로 작아졌다면 더 이상 수술로 제거할 필요가 없다는 진단을 내렸다. 지금도 오른쪽 눈 눈꺼풀 뒤편에는 육아종의 흔적이 남아 있지만, 거의 그 형태는 찾아볼 수 없다.

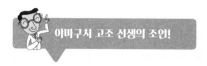

산립종의 경우, 필자는 수술하지 않고 치료하도록 권하고 있다. 왜냐하면 산립종이 생길 때마다 수술을 되풀이하면 누액의 위에 지방막을 형성하는 누선의 기능이 저하되어 안구건조증에 걸릴 위험성이 높기 때문이다.

곤도 씨 아드님에게는 처음부터 "반드시 나을 겁니다"라고 말해주었고, 두 모자가 끈기 있게 식사요법을 계속 실천했다.

사실 식사요법이라고 하면 아주 느긋하고 태평스러운 이야기처럼 들릴지 모른다. 실제로 곤도 씨 아드님의 경우도 수개월이나 걸렸지만, 때가 되면 갑작스럽게 효과를 나타낸다. 단것과 기름진 음식을 삼가고 배의 8부 정도만 차는 식사를 실시하는 것만으로 치유 속도가 놀랄 만큼 빨라진다.

산립종은 재발하는 경우가 많으므로 재발을 방지하기 위해서라도 소식 습관을 들여 숙변을 없애는 것이 중요하다. 현재의 식사요법을 기본으로 삼아 발아현미 주스에도 도전해보면 좋을 듯하다.

"발아현미 주스와 식사요법으로 돌발성 난청이 치유되고, 눈도 좋아졌다"

스도 히로미(須藤ヒロミ, 64세)

무려 30년 이상이나 신우신염을 앓았던 나는 일 년 동안 혈뇨와 단백질뇨, 미열, 요통에 시달렸다. 큰 병원에 다니며 치료를 받았지만, 조금도 나아지질 않았다. 신우신염이란 신장과, 신장과 방광을 잇는 관에 염증이 생기는 병이다.

그런 내게 어머니가 TV 프로그램을 보고 알려준 것이 바로 야마구치 고조 선생의 스승이신 고(故) 마부치 미츠오(馬淵通夫) 선생이었다. 곧바로 마부치 선생의 지도에 따라 현미식을 시작했다. 그러자 4개월 만에 신우신염이 좋아졌고 2년 만에 완치되었다. 지금으로부터 32~34년 전의 일이다.

　지금은 일반인에게도 자연식이 많이 보급되어 있지만, 당시 마부치 선생은 자연식의 선구자로 일컬어지는 존재로 병원에서 포기한 암, 신장병, 당뇨병 등을 앓고 있던 많은 환자들을 지도하고 계셨다.

　그 후 나는 영양사 자격증을 취득해 마부치 선생 밑에서 식단을 짜는 작업을 하게 되었고, 그런 내가 발아현미 주스의 존재를 알게 된 것은 약 15~20년 전이었다.

　마부치 선생이 지도한 식사요법은 현미채식으로 부식(반찬)과 주식(밥)이 1대 1의 비율이다. 그리고 부식은 생선과 콩, 채소로 나누고 나이에 따라 그 비율을 바꾼다.

　1세부터 10세까지 부식은 생선과 콩, 채소를 1대 1대 1로 하며, 밥은 3이다. 10세 이상에서 20세까지는 부식이 1대 1대 2며, 밥은 4이다. 20세 이상에서 50세까지는 부식이 1대 1대 3이며, 밥은 5이다. 50세 이상은 부식이 1대 1대 4이며 밥은 6이다. 이처럼 아주 알기 쉽게 되어 있다. 여기서 비율은 부피가 아니라 무게로 잰다.

　당시 마부치 선생은 이즈(伊豆)에 있는 요양소에서 중병 환자들을 위해 현미주스를 만들어 마시게 하셨다. 마부치 선생의 사모님과 간호사들이 매일 현미를 담근 물을 바꿔주는 수고를 하셨다. 병 치료를 위해 단식을 한 환자들이 단식 후에 발아현미 주스를 마시면 놀랄 정도로 건강이 회복되었다. 100㎖의 발아현미 주스에 코본(cobon)이라는 효소 음료를 조금 섞어서 마시는데, 효소를 넣으면 단맛이 나서 맛있어진다. 환자들이 건강해지는 모습을 직접 목격한 나는 발아현미 주스를 꼭 먹어봐야겠다고 생각했다.

세월이 흘러 야마구치 선생을 통해 발아현미를 만드는 기계가 있다는 사실을 알게 된 것은 2년 반 전의 일이다. 재빨리 그 기계를 구입해 염원하던 발아현미 주스를 만들어 먹기로 했다.

발아현미 주스는 남편과 함께 반 컵 분량씩 매일 아침식사 전에 마신다. 발아현미 주스 자체로는 먹기 힘들기 때문에 효소 음료 코본이나 '하이겐키'라는 양양보조식품, 벌꿀을 첨가해 맛을 내었다. 이 무렵부터 밥도 현미에서 발아현미로 바꾸었다.

이렇게 발아현미 주스를 3년 전부터 마시기 시작한 나였지만, 그 후 딸과 아들의 결혼식이 연달아 있었고 남편의 해외 출장에 따라가는 등 매우 정신없는 나날을 보냈다. 그래서 기껏 시작한 발아현미 주스도 그다지 성실하게 실천했다고는 말할 수 없다.

그러다 제작년 1월 5일, 돌발성 난청에 걸렸다. 특히 왼쪽 귀가 막힌 것 같은 느낌으로 사람들이 하는 이야기가 아주 먼 곳에서 들리는 듯했다. 이래서는 안 되겠다 싶어서 이비인후과에 다니면서 매일 빠짐없이 발아현미 주스를 마시고, 발아현미가 들어간 밥과 현미밥을 먹게 되었다. 또한 육류는 피하고 주로 생선, 콩, 채소, 해조류를 균형 있게 섭취하고, 산책도 하루 일과로 삼아 규칙적으로 했다. 그러자 4월 정도부터 조금씩 귀 상태가 좋아지더니 6월에는 완전히 정상으로 돌아왔다.

그런데 좋아진 것은 귀뿐만이 아니었다. 눈도 잘 보이게 되었다. 예전에는 몸이 나른하게 느껴지는 경우가 많았고, 그 때문인지 책을 읽으면 눈이 금방 피로해졌다. 그런데 발아현미 주스를 마시고부터는 눈이 잘 보이게 되었다. 예전과 비교하면 책을 읽거나 사전을 뒤져도 좀처럼 피곤을 느끼게 않게 되었다.

매일 아침 발아현미 주스를 꼬박꼬박 마시고 9개월 동안 철저하게 식사요법을 실시했다. 현재도 그 기본은 지키고 있다. 또한 남편도 나와 같은 식사법을 계속 유지하고 있다. 남편은 수년 전, 암의 일종인 악성 피종(皮腫)에 걸렸지만, 수술 후 식사요법 등을 중심으로 한 치료법을 통해 완치되었다.

점심식사는 우동과 같은 가벼운 것을 먹는데, 예를 들어 카레 우동이라 하더라도 영양 보충을 위해 유부나 양파를 첨가한다. 반찬으로는 말린 생선이나 채소 조림, 날것으로는 방울토마토를 곁들인다. 우동은 정제한 밀가루로 만들기 때문에 현미배아 가루도 먹는다. 발아현미 밥을 먹을 때도 반찬은 균형 있게 먹는다.

저녁식사의 경우, 주식으로는 발아현미, 배아미에 검은콩, 팥, 조, 피등의 곡류를 섞은 오곡미나 십곡미이다. 반찬은 생선·콩·채소를 1 대 1 대 4의 비율로 정하고, 점심식사에 채소가 부족했던 날에는 채소를 많이 섭취한다.

현재 눈 상태는 매우 좋으며 밤이 되어도 그다지 피로를 느끼지 않는다. 피곤하면 귀울림(이명) 증상이 조금 있지만, 이는 젊었을 때 신장병은 앓았기 때문일 것이다. 식사에 신경을 쓰며 피로가 쌓이지 않도록 주의하면 컨디션은 더할 나위 없이 좋다. 지금도 영양사로 일을 계속하고 있는데, 피로하지 않도록 늘 조심하고 있다. 앞으로도 식사에 주의를 기울여 남편과 함께 건강하게 오래 살고 싶다.

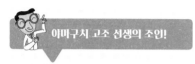

야마구치 고조 선생의 조언!

발아현미에는 현미보다도 가바(GABA, 감마아미노부티르산)가 많이 함유되어 있으므로 섭취하면 뇌 속의 혈류가 촉진되고 뇌 기능이 활성화된다. 신장 기능은 새벽부터 정오에 걸쳐 활발해지고 야간에는 저하된다.

아침식사를 거르고 발아현미 주스나 감잎차 등으로 수분을 충분히 섭취하면 오전에 배뇨가 촉진되고 신장 기능도 활성화된다. 발아현미 주스를 마셔서 귀와 눈에 효과가 있었던 것도 바로 신장 기능이 개선되었기 때문이다.

"발아현미 주스로
눈의 피로가 사라지고
쾌변으로
체력도 좋아졌다"

히라츠카 도시가츠(平塚俊克, 72세)

나는 지금 72세지만, 간호학교의 국어 강사로 근무하고 있고 하루 걸러 한번씩 합기도 지도를 계속해오고 있다. 내가 이 나이에도 이렇게 건강하게 일할 수 있는 것은 모두 발아현미 주스 덕분이다.

합기도 도장에서는 20대의 젊은이나 50대의 장년 등 나보다 젊은 연배들을 쉽게 바닥에 메다꽂곤 한다.

그러나 2001년 여름에는 연습을 마치면 너무 지쳐서 슬슬 무리하면 안 되는 나이가 되었구나 하는 생각을 했다. 간호학교 수업 준비 등으로 나는 매일 2~3시간은 독서를 하고, 워드프로세서를 치는 일도 있다. 특별히 눈이 나쁘지는 않았고 노안 정도였는데, 그래도 혹사를 하면 눈이 피곤해져 글자가 흐릿하게 보이거나 눈머리를 손가락으로 누르고 싶어질 때도 있었다.

그러던 차에 2년 전 건강 잡지를 통해 알게 된 것이 발아현미 주스이다. 발아현미 주스를 만드는 방법은 간단해 누구라도 할 수 있고 돈도 별로 들지 않는다. 무엇보다 발아현미 주스를 권하는 야마구치 고조 선생 자신이 발아현미 주스 덕분에 체력이 좋아져 팔굽혀펴기 200번이 가능해졌다는 이야기에 끌렸다.

발아현미 주스가 원래 무도가(武道家)가 먹기 시작했던 음료라는 이야기에도 친근감을 느낀 나는 야마구치 선생의 병원에 전화를 걸어 발아현미 주스에 대해 가르쳐 달라고 부탁했다. 갑작스러운 전화였으나 선생은 내 질문에 성의껏 대답해주셨고, 여러 가지 유용한 정보를 알려주셨다.

그 즉시 발아현미 주스를 만들어보았다. 집 근처의 자연식품점에서 발아현미를 만드는 기구를 구입해 이를 사용해 현미를 발아시켜 주스를 만들고 여기에 발아현미 주스와 함께 벌꿀과 참깨를 갈아 넣어 마셨다.

발아현미 주스를 마시게 된 후 놀라운 일은 배변이 좋아졌다는 점이다. 원래 배변이 그렇게 나쁘지는 않았지만, 나이를 먹으면서 양이 적어져 신경이 쓰였었다.

발아현미 주스를 먹고부터 양, 질 모두 좋은 대변이 나왔다. 변통을 '어렵다, 괜찮다, 아주 좋다' 등 3단계로 나눈다면, 이전에는 '어렵다'에서 발아현미 주스를 먹고 난 다음부터는 '아주 좋다'는 단계가 된 것이다.

또 어느샌가 눈의 피로를 크게 느끼지 못했다. 더 이상 워드프로세서를 친 후에 눈머리를 마사지할 필요가 없어졌고, 장시간 독서를 해도 아무렇지 않았다. 게다가 운동 후에도 그다지 큰 피로를 느끼지 못했다. 참고로, 8년 전에 대장암 수술을 받았던 아내는 예전에 변비와 불면증에 시달렸는데, 발아현미 주스를 마시게 된 다음부터는 상태가 좋아진 듯했다.

발아현미 주스의 힘을 실감하게 된 우리 부부는 지난해 여름부터는 한동안 저녁식사도 발아현미 주스로 해결했다. 발아현미 주스를 먹고 나면 속이 편안해 간호학교에서 100분 수업을 해도 배고프지 않고 피곤하지도 않았다.

합기도 도장은 이틀에 한 번씩 가고 있다. 최근에는 도장에 가지 않는 날에는 아침에 일찍 일어났을 때는 발아현미 주스로 끝냈고, 늦게 일어났을 때는 발아현미 주스로 아침 겸 점심식사를 대신했다. 또 아침 겸 점심식사 대용으로 정상적인 식사를 했다면, 오후 3시경에 발아현미 주스를 마셨다.

도장에 가는 날에는 일찍 일어나 정상적인 식사를 하고, 점심식사를 거른 후 정상적인 저녁식사를 먹되 일찍 먹었다. 합기도 연습은 밤에 하므로 집에 돌아와서 발아현미 주스를 마셨다.

우리 집에서는 67세의 아내도 92세의 장모님도 발아현미 주스를 마시고 있으며, 모두 건강하다. 나는 아직 현역으로 열심히 일하고 싶은 소망을 갖고 있다. 눈은 물론이고 몸의 건강을 지키고 병에 걸리지 않도록 앞으로도 발아현미 주스를 먹는 습관을 계속 지키려 한다.

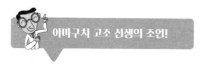

히라츠카 씨처럼 평상시부터 체력을 단련하고 있는 사람이라면 발아현미 주스의 효과가 즉각 나타날 것이다. 왜냐하면 이런 사람들은 컨디션이 몸과 마음에 영향을 미치는 것을 항상 실감하고 있기 때문이다.

발아현미 주스를 마시면 눈은 물론이고 몸의 기능을 높일 수 있다. 또 간식을 먹지 않고 공복시간을 가짐으로써 소화관 호르몬인 모틸린(motilin)이 분비되어 배변이 촉진된다. 하루 두 끼를 먹고 발아현미 주스를 마시는 것은 이를 위해 아주 좋은 방법이라 할 수 있다.

"발아현미 주스로
혈압이 내려가고
비염, 나른함, 위장 장애도
깨끗이 해결됐다"

도코로 다츠오(所辰雄, 가명 52세)

발아현미 주스를 마시기 시작한 지 그럭저럭 7년이 되었다. 발아현미 주스를 알게 된 당시에는 최대혈압이 165㎜Hg로 높았고(정상치는 130㎜ Hg 이하), 비만도 있었으며, 알레르기성 비염도 앓고 있었다. 게다가 왠지 몸이 나른한 듯한 권태감, 피로감이 느껴졌고, 스트레스와 피로가 쌓이면 위와 장이 부대끼고 거북했다. 사실 건강 진단을 받았을 때 십이지장 궤양에 걸렸던 흔적이 있다는 말을 들은 적도 있었다.

바로 그런 상황에서 가이세이 안과의 야마구치 고조 선생을 만났다. 선생은 매우 꼼꼼하게 몸 상태를 진찰해주시고 변비에 좋다는 발아현미 주스를 소개해주셨다. 스스로 변비에 걸렸다고 생각한 적은 없었지만, 선생의 말씀에 따르면, 3번 식사를 하면 3번의 배변이 있어야 마땅하다는 것이었다.

발아현미 주스를 만드는 일은 결코 쉽지 않았다. 당시에는 발아현미를 만드는 기계도 시판하는 발아현미도 없었기 때문이다.

농약을 치지 않은 현미를 물을 채운 스테인리스 쟁반에 넣고 하루에 몇 번이나 물을 바꾸어주면서 발아시켰다. 겨울에는 춥기 때문에 현미가 발아하는 데 일주일 정도 걸렸다. 반면, 여름에는 2~3일 만에 발아하지만 그 대신 쉽게 부패해 고생을 많이 했다.

그럭저럭 발아시킨 현미에 물과 효모(당분을 알코올과 탄산가스로 바꾸는 균류)가 들어간 음료를 첨가해 믹서에 갈아 주스를 만들었다. 이 주스는 아침에만 마신다. 점심식사로는 발아현미가 100%인 밥을 먹는다.

야마구치 선생의 조언으로는 동물성 단백질(생선), 식물성 단백질, 채소의 비율을 1대 1대 3으로 섭취하는 것이 이상적이라고 한다.

이와 같은 식생활을 지키자 점점 체중이 내려가기 시작하더니 일 년 후에는 적정 체중이 되었다.

몸의 컨디션도 매우 좋았다. 깨져가던 몸의 균형이 정상으로 돌아온 듯한 느낌이었다. 몸이 매우 가볍고 혈압은 130~135㎜Hg까지 내려가 나른함이나 위장 장애에서도 해방되었다. 게다가 알레르기성 비염도 몰라볼 정도로 좋아져 거의 이비인후과에 가지 않게 되었다.

발아현미 주스는 그 자체만으로도 두유처럼 고소하지만, 지금은 물과 함께 말린 블루베리 열매를 큰 수저로 한 스푼 정도 첨가해, 믹서로 갈거나 레몬즙을 반 개 넣어 마시고 있다.

발아현미 주스를 맛있게 만드는 요령은 차가운 물을 사용하는 것이다. 발아현미 주스에 자신이 좋아하는 것을 첨가해 나만의 독창적인 맛을 즐기는 것도 좋으리라 생각한다.

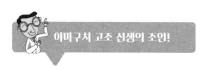

도코로 씨는 매우 열심히 발아현미 주스를 마셨다. 그 결과 몸이 아주 날렵해졌을 뿐만 아니라 건강도 좋아지고 깜짝 놀랄 정도로 젊어졌다. 혈압도 정상이 되었고 전신의 권태감도 사라졌다.

이처럼 발아현미 주스에는 혈압을 낮추어 몸을 젊게 만드는 효과가 있다. 인생은 선택의 연속이다. 현재의 건강 상태는 과거에 했던 선택의 결과라 할 수 있다. 따라서 현재 딱히 병에 걸리지는 않았지만 건강하지 않은 사람이라면 병에 걸리기 전에 대책을 세우는 것이 현명한 선택이라 할 수 있다.

인생은 선택의 연속이다. 진학과 취직도 자신의 선택에 따라 만족스러운 성과를 얻기도 하고 불만족스러운 결과를 낳기도 한다. 건강 역시 마찬가지다.

건강에 유의해 건강에 좋은 생활을 선택하고 실행하면 늘 몸의 상태가 좋고 피로도 쌓이지 않으며 병에 잘 걸리지 않아 천수를 누릴 확률이 높아진다.

반면, 욕망과 스트레스 해소를 위해서 몸에 좋지 않은 섭생을 계속한다면 몸의 상태가 악화되고 병에 걸려 실제 나이보다도 빨리 노화되고 수명도 짧아진다.

어느 쪽을 선택할지는 바로 당신의 손에 달렸다.

건강법을 실행하려면 지식, 견식(見識), 담식(膽識)이 필요하다. 지식이란 건강이나 병에 관한 지식이나 정보를 가리키는데, 이것만으로는 별 도움이 되지 않고 건강을 손에 넣을 수도 없다. 많은 지식과 정보를 통해 배우고, 거기에서 무엇이 옳은 정보인지를 파악하는 판단력이 필요한데, 이것이 견식이다.

견식을 얻었다면 이를 정말로 귀중한 것으로 받아들이는 자세가 필요한데, 이것이 바로 담식이다. 담식에는 행동도 포함된다. 지식을 갖고 이를 자신의 것으로 분명하게 인식하고 실행하는 것이 담식이다. 행동으로 옮김으로써 비로소 자신의 것이 되는 것이다.

또한 건강법을 실천하는 데 있어 가장 중요한 것은 프롤로그에서도 말했듯이 예방이다. 필자가 추천하고 있는 식사요법을 중심으로 한 생활개선 요법은 병에 걸린 후에 실행하는 것보다는 예방법으로서 병에 걸리기 전부터 실행하는 것이 훨씬 편하고 효과적이다. 또 국민 의료비가 상승하는 것을 다소나마 막을 수 있는 효과도 있을 것이다.

병은 예방이 최선책이다. 이 책을 다 읽었다면 마지막으로 다시 한 번 그 점을 강조하고 싶다.

독자 여러분 한 사람 한 사람이 행복한 선택을 하기를 기원한다.

야마구치 고조

- 『眼科学』(九尾敏夫ほか編, 文光堂)

- 『あなたの目は大丈夫?』(本田孔士, 岩波アクティブ新書)

- 『目の健康の科学』(坪田一男, 講談社・ブルバックス)

- 『緑内障ハンドブック』(北澤克明・監修, NHKエデュケショナル)

- 『老眼, 白内障と緑内障 治療と予防』(福沽貴秀, 法研)

- 『老眼・白内障・緑内障』(安達恵美子, 新星出版社)

- 『強度近視, 黄斑捒性症は治せる』(葉山隆一, マキノ出版)

- 『新訂 目の成人病』(深道義尚, みずうみ書房)

- 『藥が効く人 効かない人』(高田寛治, 集英社)

- 『血液循環療法』(大杉幸毅, 千書房)

- 『綜合医学への道』(馬淵通夫, 地湧社)

- 『西式健康読本』(西勝造, 農山漁村文化協会)

- 『断食博士のくろう話』(甲田光雄, マキノ出版)

- 『奇跡が起こる半日断食』(甲田光雄, マキノ出版)

- 『ヒュマン・ボディ』(小橋隆一郎・監訳, 主婦の友社)

- 〈ゆほびか〉(2002年 12月号)

- 〈自然食ニュス〉(No.326, 自然食ニュース社)

- 〈わかさ〉(2003年 1月号)

- 〈安心〉(2001年 4月号, 同11月号)

- 〈開花〉(2002年 6月号)

옮긴이 _ 이동희

한양대 국어국문학과 졸업. 8년간의 출판사 근무 후 일본 유학을 떠나 일본외국어 전문학교 일한통역·번역학과 졸업. 다년간의 다양한 번역 업무를 거쳐 현재 전문 번역가로서 활동 중이다.

옮긴 책으로는 『약이 되는 독, 독이 되는 독』, 『씹을수록 건강해진다』, 『약은 우리 몸에 어떤 작용을 하는가』, 『전조증상만 알아도 병을 고칠 수 있다』, 『잘되는 나를 만드는 최고의 습관』 등이 있다.

눈 질환 식생활 개선으로 낫는다

제3판 1쇄 발행 | 2021년 7월 29일
제3판 2쇄 발행 | 2022년 1월 28일

지은이 | 야마구치 고조
옮긴이 | 이동희
펴낸이 | 강효림

편집 | 이용주 · 민형우
디자인 | 채지연
마케팅 | 김용우

종이 | 한서지업㈜
인쇄 | 한영문화사

펴낸곳 | 도서출판 전나무숲
출판등록 | 1994년 7월 15일 · 제10-1008호
주소 | 03961 서울시 마포구 방울내로 75, 2층
전화 | 02-322-7128
팩스 | 02-325-0944
홈페이지 | www.firforest.co.kr
이메일 | forest@firforest.co.kr

ISBN | 979-11-88544-73-8 (13510)

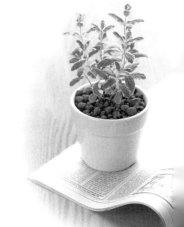

전나무숲 건강편지를
매일 아침, e-mail로 만나세요!

전나무숲 건강편지는 매일 아침 유익한 건강 정보를 담아 회원들의 이메일로
배달됩니다. 매일 아침 30초 투자로 하루의 건강 비타민을 톡톡히 챙기세요.
도서출판 전나무숲의 네이버 블로그에는 전나무숲 건강편지 전편이 차곡차곡
정리되어 있어 언제든 필요한 내용을 찾아볼 수 있습니다.

http://blog.naver.com/firforest

 '전나무숲 건강편지'를 메일로 받는 방법 forest@firforest.co.kr로 이름과 이메일 주소를
보내주세요. 다음 날부터 매일 아침 건강편지가 배달됩니다.

유익한 건강 정보,
이젠 쉽고 재미있게 읽으세요!

도서출판 전나무숲의 티스토리에서는 스토리텔링 방식으로 건강 정보를
제공합니다. 누구나 쉽고 재미있게 읽을 수 있도록 구성해, 읽다 보면 자연스럽게
소중한 건강 정보를 얻을 수 있습니다.

http://firforest.tistory.com

📱 스마트폰으로 전나무숲을 만나는 방법

네이버 블로그   다음 블로그